AF397089

# TRAITÉ

## DE

# MÉDECINE PRATIQUE

BIBLIOTHÈQUE D'HYGIÈNE ET DE MÉDECINE USUELLES

# TRAITÉ

## DE

# MÉDECINE PRATIQUE

### DESCRIPTION DES MALADIES

### PREMIERS SOINS A DONNER

PAR LE

Docteur Pierre CONDAMIN

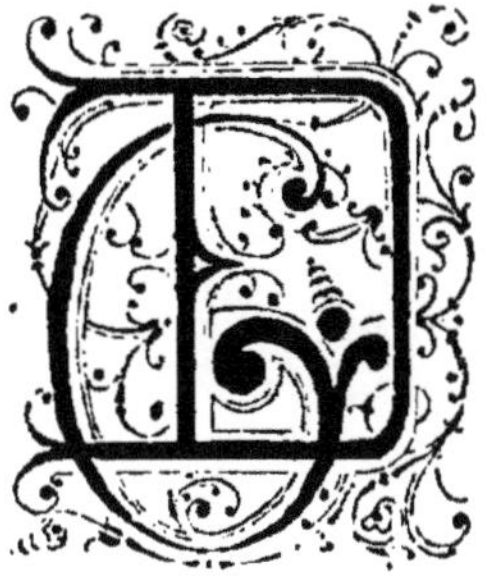

PARIS

H. DELARUE ET Cⁱᵉ LIBRAIRES-ÉDITEURS

5, RUE DES GRANDS-AUGUSTINS, 5

# PRÉFACE

Le livre que nous présentons au public est, comme son nom l'indique, uniquement un « Guide pratique ». Nous n'avons pas eu l'intention de faire un ouvrage scientifique, pas plus qu'un memento à l'usage de rebouteurs incapables, d'empiriques ignorants ; les médications conseillées dans ce petit livre ont été juste indiquées pour que le malade qui consultera un de nos chapitres puisse attendre efficacement l'arrivée du médecin. Aussi, n'avons-nous formulé que les préparations classiques et indispensables, tenant à ne pas faire œuvre de propagande pharmaceutique pour des spécialités que le praticien doit généralement condamner.

Nous avons adopté pour la classification des

maladies décrites le plan de tous les ouvrages médicaux, c'est-à-dire que, loin de réunir ensemble des affections qui paraissent se rattacher entre elles par des symptômes identiques, nous les avons, de parti pris, séparées, pour n'associer que celles qui intéressent le même organe, ou qui dérivent de causes similaires ou d'une prédisposition soit acquise, soit héréditaire chez le malade. — Aussi renvoyons-nous le lecteur, pour la recherche du cas qui le concerne, à la table alphabétique des matières ; il trouvera immédiatement de la sorte, et sans feuilleter l'ouvrage dont, au premier abord, le plan lui pourra paraître arbitraire, la description des symptômes et le mode de traitement de l'affection cherchée.

Nous aurions mauvaise grâce enfin à vouloir prétendre que ce « Guide pratique », même dans les cas les plus légers, qui sont quelquefois les plus suspects, puisse supprimer, ou même retarder les conseils du médecin. Ce dernier, en effet, devra seul juger la valeur des symptômes et seul étant à même de diagnostiquer la maladie, pourra seul en instituer le traitement.

Encore une fois, nous n'avons qu'un but ;

mettre entre toutes les mains un livre suffisamment clair et précis, dont toute expression technique soit bannie, mais néanmoins d'ordre scientifique assez réel pour qu'aucune concession ne soit faite à la publicité au détriment de la vraie médecine.

# TRAITÉ

## DE

# MÉDECINE PRATIQUE

---

## CHAPITRE PREMIER

## MALADIES GÉNÉRALES

---

### TUBERCULOSE

Quelles que soient l'étendue, la localisation, la marche, la durée et la terminaison de ses lésions, toute tuberculose est essentiellement caractérisée par une culture de parasites élémentaires, de germes spécifiques, les *bacilles* de Koch (1882).

La tuberculose peut être généralisée ou localisée. Nous décrivons plus loin les localisations principales. Lorsqu'elle est généralisée, on peut distinguer deux formes principales ;

1° Une forme typhoïde, qui ressemble si nettement, dans beaucoup de cas, à cette dernière fièvre, que la confusion s'impose. Les symptômes en sont identiques, et nous les retrouverons plus loin à l'étude de la fièvre typhoïde.

2° Une forme cérébrale, avec convulsions généralisées, contractures, grincement des dents, rapidement mortelle.

La tuberculose généralisée n'est pas fatalement mortelle. Aussi le traitement ne doit-il jamais désespérer. L'iodure de potassium, à doses élevées, constitue le remède par excellence. On peut donner de 6 à 8 grammes par jour; c'est le seul substitutif, bien aléatoire à la vérité, quelque peu efficace.

Nous étudierons maintenant les diverses localisations de la tuberculose :

**Tuberculose pulmonaire.** — Elle peut être aiguë, subaiguë ou chronique. La tuberculose aiguë est rare; elle peut s'esquisser ainsi : frissons, fièvre (40 degrés et plus), point de côté, toux quinteuse, dyspnée, c'est-à-dire oppression très vive. Un amaigrissement extrême se montre, et le muguet envahit rapidement la bouche. La mort, en dépit de tout traitement, est la terminaison habituelle.

**Tuberculose subaiguë (phtisie galopante).** — Elle débute par un frisson plus ou moins violent, une fièvre assez vive avec sueurs abondantes; puis survient un amaigrissement extrême; une toux pénible, quinteuse, apparaît; le malade vomit les aliments ingérés; enfin, la diarrhée, l'inappétence terminent la scène. La mort

survient dans un laps de temps variant de 2 à 3 mois.
Le traitement, en ce cas, est essentiellement l'œuvre
du médecin.

**Tuberculose chronique**. — Il est d'usage de scin-
der l'étude des symptômes en trois périodes :

1° Début. Le malade présente un amaigrissement
frappant, des palpitations fréquentes, des troubles
digestifs, une diarrhée légère, mais rebelle, des maux
de tête. L'expectoration ne présente encore aucun
caractère, à moins que surviennent des crachements
de sang, ce qui n'est pas rare.

A la deuxième période, la phtisie fait vraiment son
entrée. L'expectoration devient purulente, la fièvre
s'éveille, les sueurs nocturnes apparaissent, puis surviennent la diarrhée, l'inappétence, les vomissements
pendant les quintes de toux, l'amaigrissement et la
déperdition des forces. Les crachements de sang sont
la règle, et peuvent être redoutables.

La troisième période, ou période de terminaison,
est très habituellement la mort. Les symptômes de la
deuxième période se sont accentués et très exception-
nellement se terminent par la guérison.

*Traitement*. — Le principal moyen de traiter un
tuberculeux est de le nourrir, de l'alimenter.

Si le tuberculeux ne présente pas de troubles digestifs, il faut non seulement l'alimenter, mais le
suralimenter. Suivre le goût du malade, et lui imposer

peu à peu deux aliments : la viande en nature, la graisse. Faire trois repas par jour, composés de viande crue, viande grillée, bouillons de viande, œufs, beurre, crèmes, sardines, huîtres. Pain de son. Ne pas manger en dehors des trois repas, et boire des vins généreux et de la bière.

On doit, en administrant les médicaments, se proposer trois buts : relever les forces et la résistance de l'organisme ; essayer de tuer le bacille, et calmer la toux, l'insomnie et les sueurs nocturnes. Donner peu de médicaments, et ne pas les continuer dès qu'il y a fatigue de l'estomac.

*Médicaments reconstituants.* — Huile de foie dé morue (2 à 6 cuillerées à bouche par jour) à prendre soit à jeun, soit un peu avant les repas.

Prendre du lait au moment des repas, et un verre entre chaque repas.

Ne jamais prendre d'alcool à jeun. Donner soit au commencement du repas, un verre de vin créosoté, soit à la fin, un verre de vin généreux ou de vin avec extrait de quinquina ou de rhum. Bien des tuberculeux ne doivent leur dyspepsie qu'à l'abus de vin  ʼun, surtout de vin de quinquina.

*Médicaments antibacillaires.* — La créosote lement le meilleur antibacillaire. On la donne soit sous la forme de vin ou d'huile de foie de morue.

*Médicaments des symptômes.* — Ne pas employer de tisanes qui n'ont aucune action et qui provoquent à la longue de la dyspepsie. On évitera et on diminuera les sueurs nocturnes par l'hygiène de la peau : frictions et lotions à l'alcool camphré par exemple. — Deux bains tièdes par semaine, à 33 degrés. Contre la fièvre, le *sulfate de quinine*, l'*antipyrine* seront employés, chacun peu de jours, et devront être alternés. — (Cachets de 0,50 centigrammes ; 2 par jour.)

Contre les crachements de sang, on appliquera des sinapismes sur la poitrine; on fera garder l'immobilité, le silence, et on fera sucer des morceaux de glace. — On donnera pareillement un peu de glace après les repas, pour éviter les vomissements.

Si le malade présente des troubles digestifs, on devra traiter sa dyspepsie. Donner beaucoup de lait qui remplacera l'alimentation par la viande et les graisses. On pourra aussi administrer les gouttes amères de Beaumé à la dose de 4 gouttes et la gentiane. Dès que les troubles dyspeptiques auront disparu, on devra instituer le traitement général indiqué plus haut.

*Hygiène générale du tuberculeux.* — Eviter tout air confiné. Vivre au grand air, dans une chambre espacée, sans rideaux de lit, la fenêtre ouverte, dans les climats doux en hiver (Provence), au bord de la mer en été. — Les tuberculeux au début se trouvent bien, en général, des saisons dans les stations sulfureuses, (Enghien, Eaux-Bonnes, Cauterets, Amélie-les-Bains) ou arsenicales (Mont-Dore, la Bourboule, Royat).

La transmission de la tuberculose se faisant par les crachats, éviter toute contagion possible de ce fait. — Le tuberculeux crachera dans un mouchoir propre tous les jours, et tout linge en contact continu avec le tuberculeux sera très souvent passé à l'eau bouillante.

On évitera toute poussière, ne pas balayer. Passer un linge mouillé sur les objets, la literie et le plancher. Une mère tuberculeuse sera séparée de son enfant dès la naissance. Elle n'allaitera pas, à moins que l'enfant présente des signes de tuberculose, car il contagionnerait la nourrice.

Le malade se fera souvent des pulvérisations boriquées dans la bouche et la gorge.

Les personnes en contact avec le tuberculeux feront un lavage des mains à la brosse, après avoir touché un objet supposé contaminé.

**Tuberculose extra-pulmonaire.** — Elle comprend la tuberculose viscérale, la tuberculose du système nerveux, la tuberculose du système locomoteur, et la tuberculose du système lymphatique.

TUBERCULOSE VISCÉRALE. — C'est la tuberculose des divers appareils (digestif, respiratoire (larynx), circulatoire, et génito-urinaire).

APPAREIL DIGESTIF. — La tuberculose peut se localiser sur la langue, le pharynx, et l'intestin. Dans ce dernier cas, elle donne de la diarrhée, des douleurs abdominales et des selles fétides et noires.

Les péritonites tuberculeuses ne sont pas rares. Elles sont presque toujours associées à la tuberculose du poumon, et se traduisent par l'augmentation du volume de l'abdomen et le ballonnement du ventre, de la diarrhée et de l'amaigrissement. Elles aboutissent ordinairement à la mort, en dépit du traitement (vésicatoires, calmants, piqûres de morphine, cataplasmes laudanisés).

APPAREIL RESPIRATOIRE (LARYNX). — La tuberculose du larynx est extrêmement fréquente, et presque toujours consécutive à la tuberculose pulmonaire.

Les symptômes en sont : des modifications de la voix (enrouement, puis aphonie) ; la toux, quinteuse au début, puis presque continue ; la difficulté d'avaler, avec douleur irradiée dans les oreilles ; la gêne de la respiration. Le malade devra faire des pulvérisations boriquées, d'une durée de trois à cinq minutes, deux fois par jour.

**Tuberculose du système nerveux.** — MÉNINGITE TUBERCULEUSE. — Elle comprend divers phénomènes précurseurs : pâleur, émaciation, changement de caractère, le tout pouvant se prolonger des semaines et même des mois. — Puis, au bout d'un temps variable, surviennent des maux de tête, des vomissements et de la constipation. Quatre à cinq jours après apparaît de l'agitation (grincement des dents), puis les convulsions, et de la raideur de la nuque. — Le malade cherche à éviter toutes les impressions extérieures et reste dans un état de demi-somnolence entrecoupé par les convulsions. Cinq à six jours se passent, puis le malade semble absolument insensible, et profondément inintelligent. Les yeux sont ouverts, immobiles et ne réagissent plus à la lumière. Les paralysies sont fréquentes. Puis la respiration s'embarrasse, la fièvre s'allume, le pouls s'accélère, et la mort survient en deux ou trois jours, dans le coma.

*Traitement* : Calmants, laxatifs, et glace en permanence sur la tête. (Bromure de potassium, 2 gr., dans un verre d'eau sucrée; rhubarbe, 50 centigrammes, en cachet.)

**Tuberculose du système locomoteur et du système lymphatique.** — Ce sont les abcès froids. — C'est une tuméfaction à marche chronique pouvant siéger un peu partout, sans réaction inflammatoire, aboutissant à l'ulcération de la peau, à la formation d'une fistule qui dure plus ou moins longtemps, et laisse à sa suite une cicatrice adhérente, indélébile, violacée, caractéristique. La durée en est longue. Le médecin doit ouvrir cet abcès. Il va sans dire que le malade doit suivre le traitement général déjà indiqué.

**Lupus.** — Affection tuberculeuse cutanée difficile à décrire ici, et devant être diagnostiquée par un médecin.

**Anémie.** — Affection caractérisée par une diminution notable du nombre des globules du sang.

Le produit, toutes les fois que l'organisme subit des pertes qu'il ne peut réparer : hémorragies, alimentation défectueuse, mauvaise hygiène, etc.

Le principal caractère est la pâleur de la peau ; les lèvres sont blanches, décolorées. Les battements du cœur sont précipités, les malades sont très sensibles au froid ; inappétence, dyspepsie, dégoût pour la viande, vomissements, constipation.

L'anémie se complique souvent, chez la femme, d'hystérie. La *chlorose* ne se distingue guère de l'anémie que par sa cause : elle se rattache aux besoins créés par des fonctions de reproduction. Rarement, elle aboutit à la mort.

*Traitement.* — Les ferrugineux constituent la médication par excellence (eau ferrée, préparée en versant sur une poignée de vieux clous un litre d'eau bouillante, et en laissant en contact vingt-quatre heures (2 à 4 verres dans la journée), amers, quinquina, quassia, petites doses de rhubarbe. Hydrothérapie, bains de mer, gymnastique, exercice au grand air, voyages.

# CHAPITRE II
# FIÈVRES ÉRUPTIVES

**Scarlatine.** — La maladie débute par des frissons, des maux de tête, de la fièvre, et du mal de gorge (rougeur du pharynx, tuméfaction des amygdales). Vingt-quatre heures après, en général, apparaît l'éruption. L'éruption débute par le tronc, puis se généralise, elle dure trois à quatre jours environ. Ce sont des taches rouges, larges, tendant à se réunir. Si on les raye d'un coup d'ongle, il subsiste une raie à ce niveau. Il y a en même temps que l'éruption du gonflement de la face, des mains et des pieds. — Les phénomènes d'angine continuent. Le septième jour environ, la desquamation commence. De petits lambeaux épidermiques de 1 centimètre environ se détachent du corps pendant une huitaine de jours; l'angine disparaît; le malade est convalescent.

La scarlatine, sauf quelques complications du côté

des reins (albuminurie) qui surviennent quelquefois à la fin de la deuxième semaine, ne laisse pas d'accidents à sa suite.

On peut reconnaître la présence de l'albumine dans les urines de la façon suivante : On fait chauffer une petite quantité d'urine dans une cuiller à bouche, et on ajoute, dès que l'urine bout, quelques gouttes de vinaigre. Si l'urine se trouble et s'il se forme un précipité blanc dans la cuiller, il y a sûrement de l'albumine.

**Rougeole.** — Elle s'annonce par de la fièvre, du larmoiement et du coryza (rhume de cerveau). Quatre jours après, en moyenne, apparaît l'éruption ; d'abord à la face, pour gagner ensuite le tronc et les membres. Ce sont des taches rose vif du volume d'une lentille, à contours nets, s'effaçant par la pression et séparées par des intervalles de peau saine. Du septième au huitième jour l'éruption pâlit, le larmoiement cesse, l'écoulement nasal devient plus épais et sèche à l'orifice des narines ; la voix reprend son timbre normal. Le neuvième jour environ, la desquamation commence ; elle se produit par lamelles. — Les catarrhes disparaissent ; la guérison est complète.

Une complication fréquente de la rougeole est la broncho-pneumonie. — Le malade a de l'oppression ; sa respiration devient difficile, ses ailes du nez battent. La mort, dans ces cas, survient à brève échéance, du dixième ou douzième jour de la rougeole.

**Variole.** — La maladie débute par un frisson, unique le plus souvent, une forte fièvre, des maux de tête violents, des douleurs de reins, de l'inappétence, des sueurs, une soif vive, des vomissements, de la constipation chez l'adulte, de la diarrhée chez l'enfant.

Trois jours après, en moyenne, apparaît l'éruption. Elle se manifeste d'abord à la face (front, paupières, bouche) et de là s'étend au tronc et aux membres. Elle offre l'apparence de taches arrondies, s'effaçant par la pression, qui, à la face, se réunissent souvent.

En deux ou trois jours, chacune de ces taches grossit et se remplit d'un liquide transparent, d'abord, purulent ensuite. A cette période, qui dure quatre jours en moyenne, le délire est assez fréquent.

Lorsque les vésicules qui contiennent le liquide purulent commencent à sécher, le malade entre en convalescence ; la fièvre est tombée. Les croûtes sont entièrement détachées en dix jours environ, et laissent à leur place des cicatrices blanches, déprimées, gaufrées, presque exclusivement au visage.

Une complication grave de la variole chez les femmes enceintes, c'est l'avortement, d'autant qu'il entraîne la mort de la mère dans les deux cinquièmes des cas.

La varicelle, ou variole bénigne, présente à peu près les mêmes symptômes de début, mais les croûtes se forment sans qu'il y ait eu suppuration et tombent rapidement. — La durée est donc beaucoup moins longue, et les complications sont rares.

*Traitement des fièvres éruptives.* — Isolement rigoureux des malades jusqu'à guérison complète. Pour la variole, vaccination (voir plus pas).

Mettre les malades dans des appartements spacieux et bien aérés. Extrèmement de propreté.

Faire boire très souvent les malades (limonade vineuse, infusions de thé au rhum).

Sulfate de quinine contre la fièvre. (Cachet de $0^{gr},50$, deux fois par jour.)

Pour prévenir autant que possible les complications rénales dans la scarlatine, exiger des malades qu'ils gardent la chambre trois semaines au moins après la guérison, et éviter avec soin tout refroidissement.

**Vaccine.** — Le vaccin est la sérosité des pustules du cow-pox, maladie de l'espèce bovine qui réside sur le pis des vaches. — Inoculé à l'homme, il le préserve de la variole pendant un certain temps.

On peut vacciner dès le premier jour. Plus l'enfant est jeune, moins il présente de réaction. Renouveler s'il y a insuccès. Revacciner à douze ans. Vacciner plutôt en hiver, car en été le vaccin s'altère plus facilement. Vacciner l'enfant sain, et non malade.

On peut se servir soit de vaccin en tube (d'origine humaine ou de génisse, soit d'un enfant antérieurement vacciné et dont les pustules suppurent, soit d'une génisse à laquelle on emprunte directement le vaccin. — L'enfant vaccinifère doit être âgé de plus de trois mois, absolument sain et bien portant.

On vaccine en général au bras ; on peut, chez la femme, vacciner à la jambe, pour éviter des cicatrices visibles. On fait trois piqûres superficielles au moyen d'une lancette trempée dans du vaccin. — On applique par-dessus les piqûres un pansement protecteur avec des compresses boriquées.

Dès le quatrième jour, au niveau de la piqûre, apparaît une tache rouge qui le sixième jour devient une vésicule transparente. Autour, siège un liseré rouge, saillant. — Si à ce moment on ouvre le vésicule, il sort un liquide clair, filant : c'est le vaccin. — Au huitième jour la vésicule devient purulente. Le dixième jour, il se forme une croûte qui tombe vers la troisième ou quatrième semaine. — Cicatrice gaufrée, brune, puis blanche persistante.

Du sixième au huitième jour, on note en général un peu de fièvre.

# CHAPITRE III

# MALADIES INFECTIEUSES AIGUËS

**Paludisme (ou fièvre intermittente).** — La fièvre palustre ou intermittente se rencontre dans tous les pays marécageux, humides et chauds, et de préférence dans les pays intertropicaux.

La fièvre peut être intermittente, c'est-à-dire procéder par accès qui reviennent tous les jours (type quotidien), tous les deux jours (type tierce), tous les trois jours (type quarte). Les accès se produisent à la même heure, quel que soit leur intervalle. L'accès de fièvre est caractérisé par du frisson, de la chaleur et des sueurs. Le frisson est violent, il constitue la période la plus douloureuse de l'accès fébrile ; la peau est pâle, le malade a la chair de poule, les traits sont tirés, les lèvres bleuâtres, les dents claquent, tout le corps est agité par le tremblement. — Puis le malade est en proie à une sensation de chaleur, de durée variable, qui peut durer plusieurs heures ; sa fin est marquée par l'apparition de sueurs abondantes qui caractérisent la troisième période de l'accès fébrile. En même temps que la peau s'humecte, la sensation de chaleur et de soif diminue, le bien-être succède au malaise général.

La durée des accès est variable ; à côté d'accès très légers qui ne durent que quelques heures et qui peuvent passer inaperçus tant les symptômes sont légers, on en observe d'autres qui se prolongent pendant trente-six ou quarante-huit heures. On peut admettre comme chiffres moyens de la durée des accès ceux de dix à douze heures.

Cachexie palustre. C'est le dernier terme du palùdisme. Le symptôme dominant est l'anémie. La peau est pâle, terreuse, semblable au hâle ; elle est sèche ; le pouls est petit, le cœur bat faiblement. — Céphalalgie, bourdonnements d'oreilles, étourdissements, insomnies. Dégoût prononcé pour la viande. Accès irréguliers tous les deux ou trois jours.

*Traitement.* — Sulfate de quinine, 0$^{gr}$,60, à 0$^{gr}$,80 pendant six ou huit jours, matin et soir, jusqu'à ce que la fièvre tombe. Continuer la même dose pendant quelques jours. Alimentation généreuse, boissons chaudes et stimulantes.

**Diphtérie.** — La diphtérie est une maladie locale due au développement en un endroit quelconque du corps (principalement le pharynx et le larynx) d'un microbe spéciale le bacille de Klebs-Loëffler. Ce microbe produit en ces endroits *une fausse membrane,* qui, si elle apparaît en un canal étroit, le larynx, produit l'obstruction plus ou moins complète de ce canal, d'où signe d'asphyxie ; c'est le croup.

ANGINE DIPHTÉRITIQUE. — La diphtérie de la gorge qui affecte surtout l'enfance, de trois à sept ans, a un début insidieux, sournois : pendant quelques jours, un peu de fièvre, un peu de mal de gorge, et surtout de l'affaiblissement général.

Apparaît alors de la rougeur de la gorge, puis sur les amygdales s'aperçoit une petite membrane blanche ou grisâtre, molle, peu épaisse, peu étendue, lisse et plaine à la surface, à bords nets, non relevés. Si on l'enlève, elle se reproduit rapidement, et a tendance à envahir une plus ou moins grande étendue de la gorge. — Les amygdales sont grosses, rouges, et peuvent obturer l'isthme du gosier. — Le malade à mal a la gorge, avale difficilement, à la voix nasonnée. Le cou est raide et gonflé (à cause de la présence de glandes ou ganglions, rapidement développés dès le début de la maladie). L'extension de cette angine au larynx, d'où production du croup, est toujours possible.

CROUP. — La diphtérie peut se localiser d'emblée sur le larynx (croup d'emblée), mais le plus souvent, le croup est secondaire à l'angine (quatrième jour). On peut distinguer dans le croup trois périodes :

Dans une première période, il y a laryngite sans obstacle mécanique : la fausse membrane est dans le larynx, mais laisse encore libre passage à l'air. La voix est enrouée, éteinte, rauque, sourde et voilée. La toux est quinteuse.

2e Période. — La respiration devient pénible, gênée. Les mouvements respiratoires sont plus rapprochés, plus fréquents ; l'enfant est tout entier à respirer. Le malade a la nuit d'abord, puis le jour, des accès de suffocation : l'enfant est en angoisse, en anxiété, la tête en arrière, le cou tendu et gonflé, les ailes du nez se dilatent, le corps est couvert de sueurs froides, le pouls est petit, intermittent, puis l'enfant tombe épuisé, dans un état de coma : bientôt la respiration devient plus facile, l'enfant revient à lui, et l'accès a duré quelques minutes.

3e Période. *Période asphyxique*. — La voix n'a plus de timbre, l'enfant parle des lèvres, la toux est sourde, éteinte. La respiration se ralentit, les quintes de toux s'éloignent ; l'enfant devient calme somnolent, assoupi, la face est livide. Peu à peu le coma augmente et la mort survient.

*Traitement*. — Ne jamais administrer de vomitifs. Alimenter l'enfant à l'aide de liquides froids ; relever ses forces (40 grammes de rhum dans 200 grammes de thé, par cuillerée à café avec un peu de glace).

Isoler l'enfant. Ne pas balayer à sec. Faire des pulvérisations fréquentes à l'eau boriquée, très chaude. Dès qu'apparaissent les accès de suffocation, c'est-à-dire les préludes de l'asphyxie, appeler immédiatement le médecin qui doit recourir à la trachéotomie. Cette opération serait inutilement décrite ici ; mais il est bon de retenir qu'il *n'est jamais trop tard pour* la pratiquer ; bien des enfants asphyxiques, jugés morts, se relèvent parfaitement du croup, une fois opérés.

**Rage.** — Maladie virulente qui ne se développe chez l'homme qu'à la suite de morsures faites par des animaux enragés.

Les malades, au début, sont tristes, cherchent la solitude, fuient leurs parents, sont tourmentés par l'insomnie, et lorsqu'ils s'endorment leur sommeil est troublé par des cauchemars. Ils ont besoin de mouvement et peuvent parcourir de grandes distances sans éprouver de fatigue. — La durée de cette période peut être de plusieurs jours.

Puis les malades éprouvent des frissons répétés, ont une grande sensibilité au froid, ne peuvent supporter l'éclat du jour ou d'une lumière, sont impressionnés par tous les bruits et ont une grande finesse d'ouïe. Le malade a horreur de l'eau, s'il essaye de boire, il éprouve un spasme très douloureux du pharynx et parfois des convulsions générales. La salive est rejetée au dehors par un crachotement con-

-tinuel. Les yeux sont fixes, brillants, injectés ; la voix est rauque, convulsive ; les malades sont tourmentés par le besoin d'agir, de se mouvoir, ils sont pris d'accès de fureur, se frappent la tête contre les murs, se mordent eux-mêmes ou se livrent à d'autres actes de violence ; ils n'ont aucune tendance à mordre les personnes qui les entourent, ils redoutent au contraire le plus souvent de communiquer leur maladie. La durée de cette période est de deux jours en moyenne.

La sensibilité s'affaiblit rapidement, les muscles de la respiration se paralysent, la face devient violette, les phénomènes convulsifs disparaissent, survient le délire, la stupeur, le coma. En quelques heures le malade meurt.

*Traitement.* — Soulager les souffrances du malade au moyen de la morphine (7 à 8 piqûres) et du chloral en lavements.

M. Pasteur a constaté que lorsqu'on prend la moelle d'un lapin mort de la rage et qu'on la dessèche à la température de 23°, la virulence de cette moelle diminue progressivement ; elle a disparu presque complètement au bout de douze à quatorze jours, et peut être inoculée sans danger à des lapins et des chiens. Les inoculations préventives de la rage chez l'homme mordu par un animal suspect sont faites avec des moelles de lapins de plus en plus virulentes. On commence par exemple par une moelle du quatorzième jour pour finir par une moelle du quatrième ou du cinquième.

Les résultats de cette méthode ont, jusqu'ici, été excellents. — Mais une précaution toujours recommandable est celle-ci : sitôt mordue par un chien supposé enragé, toute personne doit immédiatement brûler la plaie avec de l'ammoniaque (alcali) ou mieux au fer rouge.

**Charbon.** — Maladie commune chez le mouton, le bœuf et la vache, et qui accidentellement peut être transmise à l'homme.

On peut distinguer deux périodes :

1° Période des accidents locaux. — Le point atteint soit par la mouche charbonneuse, soit par la dépouille de l'animal charbonneux qui a produit une plaie, est le siège d'une démangeaison très marquée. Une ampoule se forme, la peau devient noirâtre, une plaque de gangrène se forme, de 7 à 8 millimètres de diamètre.

2° Période des accidents généraux. — Au bout d'un temps variable, les symptômes généraux se déclarent sensations de faiblesse ; la face est pâle, le corps se couvre de sueurs froides, céphalalgie, nausées, vomissements, soif vive, fièvre, coma et mort.

Sous l'influence d'un traitement convenable ou par suite de la marche naturelle de la maladie, les accidents généraux peuvent manquer ; d'autres fois ils présentent une faible intensité, les parties gangrenées sont éliminées, et il se forme une large cicatrice.

*Traitement.* — Cautérisation de toute la surface de la plaie avec la fer rouge. Si la fièvre persiste, nouvelle cautérisation, après avoir détaché les parties gangréneuses avec le bistouri. Contre les accidents généraux , toniques et quinquina.

Ce traitement ne doit évidemment être institué que par le médecin.

**Scorbut.** — Maladie due à la privation de végétaux frais et à l'absence de fruits frais dans l'alimentation. Affection épidémique, car les conditions d'alimentation sont souvent les mêmes pour un grand nombre d'hommes (armées mal ravitaillées, équipages tenant la mer depuis longtemps, villes assiégées, prisonniers mal nourris).

Trois périodes :

1° Abattement, mélancolie, et douleurs qui augmentent pendant les mouvements. Le visage pâlit, la peau prend une teinte terreuse, se dessèche, et se couvre, particulièrement aux membres inférieurs, de petites élevures appréciables au toucher (chair de poule) de couleur bleu lilas ou rouge sale.

2° Les gencives se tuméfient et deviennent d'un rouge foncé ; parfois la tuméfaction est telle que les dents sont complètement cachées par le boursouflement ; elles saignent au moindre contact et rendent la mastication impossible. Douleurs à la tête et aux reins. Respiration difficile ; accès d'oppression.

3° Aggravations de tous les symptômes, et mort dans le coma ou brusquement, en syncope. — Cette période est rare aujourd'hui.

*Traitement*. — L'éviter en donnant au moins un repas de viande et de légumes frais par semaine. Une fois la maladie développée, en user plus largement. Les légumes secs ou conservés après l'ébullition n'ont plus de propriétés antiscorbutiques. — Donner du cresson, du raifort, de la cochlearia, des oranges, des citrons, à doses modérées et à chaque repas. Contre les ulcérations des gencives, on passera sur elles un pinceau trempé dans l'acide chlorhydrique pur. Bains tièdes, frictions, mouvements, massage, pour diminuer les douleurs des membres, et empêcher les rétractions.

**Fièvre typhoïde.** — La fièvre typhoïde évolue en quatre périodes :

1re Période. — Maux de tête, malaise général, saignements de nez.

2e Période. — Pendant les sept premiers jours, les phénomènes généraux s'accentuent (maux de tête, vertiges, bourdonnements d'oreilles, insomnie, saignements de nez). La langue est pâteuse, blanche, étalée, puis devient sèche, étroite et rouge. La diarrhée apparaît ; le ventre se ballonne, la fièvre s'allume, le côté droit du ventre devient douloureux à la pression, le délire est fréquent, les urines deviennent rares et foncées.

Après ces sept premiers jours apparaissent des taches rouges au niveau de la base de la poitrine et sur le ventre ; les troubles digestifs augmentent, l'agitation devient de plus en plus marquée, les sueurs sont abondantes, la fièvre est toujours intense.

3e Période. — Tous les phénomènes s'atténuent, le délire disparaît, l'agitation cesse, le sommeil revient. La diarrhée a cessé, les urines deviennent claires ; le malade n'a plus de fièvre.

4° Période. — C'est la période de convalescence. Toujours longue et pouvant se prolonger pendant des semaines et même des mois. Elle est marquée par la persistance de quelques vertiges, de l'inaptitude au travail et des palpitations.

Les rechutes sont très fréquentes dans la fièvre typhoïde, et paraissent succéder à la reprise prématurée de l'alimentation.

*Traitement*. — Le traitement de cette maladie comprend deux points : le régime, et le traitement proprement dit.

*Régime*. — Donner au malade du lait (2 à 3 litres) et du bouillon, tant qu'il aura de la fièvre. Dès que celle-ci aura cessé, on poura permettre l'usage des aliments ordinaires, mais avec précaution (d'abord des œufs et des potages légers, puis du poisson et des viandes blanches.

*Traitement proprement dit.* — Au début, donner un purgatif salin. — Lorsque la maladie est en pleine évolution, donner des toniques (rhum, champagne). Chaque soir, un lavement froid, et tous les deux jours, le matin, un purgatif léger.

Les bains froids actuellement préconisés, et dont l'opportunité est encore discutée, ne devront être donnés que sur avis formel du médecin traitant.

**Choléra asiatique.** — Maladie épidémique dont la contagion a lieu surtout par l'eau et par les mains ou les linges souillés de déjections cholériques.

Les principaux symptômes sont : la diarrhée, extrêmement intense et abondante, sans odeur, incolore ; les vomissements, qui ne sont pas constants ; la fièvre qui baisse au bout de deux jours pour faire place au froid des extrémités ; les crampes dans les mollets.

Le choléra dure de douze heures à trois jours.

*Traitement.* — Boissons glacées, thé, rhum, champagne. Injections de morphine ; laudanum à l'intérieur.

10 à 12 gouttes dans un demi-verre d'eau sucrée.

**Choléra nostras.** — Les symptômes sont identiques à ceux du choléra asiatique, mais beaucoup moins intenses, et la guérison est presque la règle.

Le traitement est le même.

**Erysipèle de la face.** — L'érysipèle s'annonce par des frissons, par une forte fièvre, par du malaise, des maux de tête et des vomissements.

Un ou deux jours après, apparaît d'abord à l'angle de l'œil ou à la racine du nez une plaque saillante, irrégulière, d'un rouge pourpre, que limite un bourrelet nettement accentué et au niveau de laquelle les téguments sont tendus, lisses, luisants et douloureux. Cette plaque ne tarde pas à s'étendre, envahit successivement les diverses parties de la face, épargnant généralement le menton.

Après une durée de six à dix jours, la plaque cesse de s'étendre, la fièvre tombe rapidement et la desquamation commence.

*Traitement.* — Isoler les malades atteints de cette maladie contagieuse.

Au début prescrire un purgatif; donner le sulfate de quinine (0$^{gr}$,50) si la fièvre est intense.

Recouvrir l'érysipèle d'eau de guimauve boriquée.

**Oreillons.** — Affection épidémique et contagieuse qui débute ordinairement par une douleur fixe derrière l'une des oreilles, le plus souvent à gauche. — Cette région se tuméfie bientôt et forme une saillie lisse, luisante, douloureuse à la pression. Au bout de douze à vingt-quatre heures, la seconde région se prend; la parole devient difficile, la mastication pénible. — Le septième ou huitième jour, l'affection est absolument terminée.

Une complication fréquente des oreillons est l'orchite, qui se produit d'ordinaire vers le cinquième ou sixième jour, uniquement chez les sujets âgés de douze à treize ans. Cette orchite dure de quatre à cinq jours et se termine presque toujours par la guérison.

*Traitement.* — Isoler le malade. Repos. Application de ouate sur les régions tuméfiées. Tant que dure la tuméfaction, le malade doit garder la chambre.

**Grippe.** — Le malade est pris en quelques heures de fièvre, accompagnée de frissons répétées (froid, sueurs) et d'une lassitude qui l'oblige à s'aliter. La peau est chaude, la face et les yeux rouges, l'urine est diminuée : insomnie, cauchemars. Les maux de tête, principalement localisés au front, sont continus, ressemblant à de la migraine. — Cette céphalalgie est accompagnée de coryza, de névralgie oculaire, de troubles de la vue et de douleurs dans les oreilles. — Il y a de l'altération de la voix et des quintes de toux. Les troubles digestifs sont fréquents : langue chargée, blanche ; inappétence, vomissements, gastralgie ; diarrhées et coliques. La durée de la grippe est de quelques jours, et la fin de la maladie se manifeste souvent par une crise (sueurs, et augmentation des urines).

Il existe de la grippe des formes graves pouvant

rapidement emporter le malade, et qui sont dues à une infection généralisée de l'organisme ; l'étude de ces lésions ne saurait être placée dans cet ouvrage.

*Traitement.* — Alcool, lait, 2 verres à Bordeaux par jour de vin de quinquina, repos au lit. — Sulfate de quinine 1 gramme par jour, en deux fois et purgatif salin (sulfate de soude 40 grammes).

**Rhumatisme.** — Le rhumatisme articulaire aigu apparaît généralement à la suite d'un refroidissement. — L'attaque débute communément par les membres inférieurs (genou, cou-de-pied) et de là se généralise plus ou moins, le plus souvent sur les articulations symétriques. — Les parties atteintes sont le siège d'une douleur habituellement très vive, qui s'exagère par les mouvements et la pression, et qui se calme par l'immobilité. Aussi les malades évitent-ils le poids des couvertures. Les jointures présentent un gonflement assez considérable et une coloration rosée ; à la palpation elles semblent plus chaudes que les parties non atteintes.

La fièvre n'est pas très élevée ; les urines sont rares, l'appétit est diminué ; la constipation est la règle. Les saignements de nez sont assez communs.

La durée de l'attaque est toujours assez longue et on voit persister pendant un certain temps de la gêne dans les mouvements.

*Traitement.* — Lotionner les articulations malades

avec du baume tranquille et les envelopper de ouate. Donner 4 à 6 grammes de salicylate de soude par jour.

**Goutte.** — La goutte est une affection chronique, héréditaire dans la moitié des cas environ, atteignant bien plus souvent l'homme que la femme et se rencontrant surtout dans les classes riches.

La première attaque de goutte survient de trente à quarante ans. C'est en général pendant l'hiver qu'on la voit éclater. Elle se montre le plus ordinairement sans cause appréciable. Son début se fait au milieu de la nuit (de minuit à trois heures) : le malade est réveillé par une douleur aiguë siégeant presque toujours au niveau de l'articulation du pouce et du pied (gauche le plus souvent), douleur qui devient rapidement intolérable, s'accompagne de crampes et produit un véritable état d'excitation cérébrale. Après avoir atteint son maximum d'intensité, elle persiste pendant une ou deux heures, et diminue vers le matin. La fièvre se calme, il se produit une légère transpiration, et le sommeil termine l'accès. Vers la fin de celui-ci le gros orteil se tuméfie, la peau qui le revêt prend une teinte d'ivoire, et la rougeur augmente la journée suivante. Il se produit alors, la nuit, une série d'autres accès, moins vifs que le premier, dont la réunion constitue l'*attaque de goutte*, attaque qui prend fin au bout de cinq à dix jours.

Il est exceptionnel que la goutte n'engendre qu'une seule poussée articulaire. La première attaque est presque constamment suivie d'un certain nombre d'autres qui surviennent à échéance variable. C'est d'abord au printemps seul, ou bien au printemps et à l'automne qu'elles apparaissent, et sont d'autant plus longues qu'elles se produisent plus souvent. Les diverses articulations (cous-de-pied, genoux) peuvent être prises.

*Traitement.* — Les malades devront suivre un régime à la fois végétal et animal (légumes et viandes) ; éviter les condiments, les fruits acides et les alcools. Les excès de tout genre doivent être interdits. L'exercice et l'hydrothérapie rendront de grands services.

Pendant l'accès, on enveloppera l'articulation atteinte avec de la ouate, après avoir fait à sa surface des onctions au baume tranquille. Les médicaments internes ne devront être ingérés qu'après avis formel du médecin.

**Diabète.** — Le diabète est caractérisé par quatre grands symptômes : 1° la présence du sucre dans les urines ; 2° la soif ; 3° la grande quantité d'urines ; 4° la faim. On divise d'habitude le diabète en diabète gras et diabète maigre.

DIABÈTE GRAS. — Il s'observe chez les héréditaires, les rhumatisants, les obèses ou les goutteux. Il n'est pas rare de voir la soif manquer, ce qui fait qu'il peut

rester méconnu, l'attention n'étant pas portée ainsi
vers les urines qu'on ne fait point analyser. D'autres
symptômes cependant doivent y faire penser, ce sont
les furoncles, les boutons incicatrisables, les démangeaisons à l'anus, les bouffées de chaleur. Ce diabète
qui peut se garder vingt-cinq ou trente ans n'est donc
pas grave au sens propre du mot, mais doit être surveillé. Les malades se trouvent toujours bien, en ce
cas, de cures à Vichy.

DIABÈTE MAIGRE. — Le début est brusque et s'accompagne de phénomènes spéciaux : diarrhée, soit
par crises, soit continue (sans coliques). Les selles
sont recouvertes d'un dépôt huileux formé par des
graisses surnageantes non digérées. Le malade est
toujours altéré, urine énormément, a toujours faim,
et présente une grande fatigue cérébrale. La quantité
d'urines peut atteindre 10 litres par jour, beaucoup
plus considérable que dans le diabète gras où elle n'est
que de 3 à 4 litres. Le malade maigrit rapidement et
progressivement. Les urines sont riches en sucre,
beaucoup plus que dans le diabète gras. — Le diabé-
tique maigre est un excellent terrain pour la tuberculose, qui produit le plus ordinairement la mort, en ce
cas.

*Traitement.* — Hygiène : hydrothérapie, exercice.
On interdira aux diabétiques : les aliments sucrés
(pâtisserie, chocolat, fruits, lait, carottes, betteraves),

les féculents (pommes de terre, pain, haricots, pâtes, macaroni) et les alcools (liqueurs, eau-de-vie). On leur permettra : la viande, le poisson, les coquillages, les légumes verts (haricots verts, salades), les graisses (beurre, lard, charcuterie), les œufs (moins le jaune), le vin coupé d'eau et la bière légère, le thé et le café, enfin le pain de gluten.

Comme médicaments : antipyrine (1 gramme par jour), liqueur de Fowler (10 à 20 gouttes par jour), sulfate de quinine ($0^{gr},50$ par jour). Eaux minérales : Vichy et Vals avant tout.

# CHAPITRE IV

# MALADIES DES VOIES RESPIRATOIRES

Les maladies des voies respiratoires comprennent
4 groupes :
1° Maladies des fosses nasales ;
2° Maladies du larynx ;
3° Maladies des bronches ;
4° Maladies du poumon.

## MALADIES DES FOSSES NASALES

**Coryza.** — La plus commune de ces affections est
ce qu'on appelle vulgairement le rhume de cerveau,
Le rhume de cerveau, ou coryza, pour lui donner son
véritable nom scientifique, est l'inflammation des
membranes qui tapissent les fosses nasales. — Il
s'annonce ordinairement par un mal de tête plus ou

moins violent et surtout par une irritation des fosses nasales. Le malade éternue fréquemment, et un liquide clair, irritant les parties sur lesquelles il passe, s'écoule de ses narines... A ces phénomènes locaux se joignent une légère fièvre et une courbature générale. Au bout de 2 ou 3 jours, l'écoulement devient plus épais, verdâtre, puis finit par disparaître au bout d'une semaine.

Les refroidissements de toute nature sont généralement la cause du coryza. Certaines maladies, la grippe, entre autres, présentent à leur début les mêmes symptômes, mais la température du malade qui est élevée et la violente courbature qu'il ressent ne permettent pas la confusion.

Il n'existe pas à proprement parler de traitement du coryza. Ceux qu'on a préconisés sont aussi nombreux que peu efficaces et quelquefois sont un empêchement à la guérison de la maladie. La poudre de camphre et la cocaïne à la dose de 5 centigrammes pour 10 grammes de camphre amène quelque soulagement.

## MALADIES DU LARYNX

La laryngite proprement dite, c'est-à-dire la laryngite non consécutive à une autre maladie, revêt plusieurs caractères qu'il importe de distinguer et que nous allons essayer de montrer brièvement.

La laryngite aiguë commence par une gêne dans

la respiration. L'air inspiré par le malade lui semble trop froid et il accuse une sensation de picotement à chaque inspiration. La toux, qui n'est d'abord qu'une toux d'irritation, devient plus forte. — La voix est enrouée, altérée. Les notes graves, pas plus que les notes élevées, ne peuvent être prononcées.

Lorsque l'inflammation ne s'est étendue qu'au larynx, la maladie dure ordinairement une quinzaine de jours, et il y a peu ou pas de fièvre. Mais lorsque la laryngite se complique de trachéite, c'est-à-dire lorsque l'inflammation gagne la trachée-artère, la fièvre est plus intense, les troubles de la voix plus considérables, et le malade ne tousse et n'avale ses aliments qu'avec une difficulté et une douleur extrêmes.

Chez l'enfant, la laryngite produit parfois des symptômes d'étouffement qui l'ont fait souvent confondre avec la diphtérie, d'où le nom de laryngite striduleuse ou faux-croup donné à cette forme de la maladie.

Le traitement de la laryngite consiste en gargarismes, en application de teinture d'iode et de sinapismes sur le devant du cou. Lorsque ces révulsifs n'agissent pas, on peut aller jusqu'à poser des sangsues. Un gargarisme employé souvent et qui produit d'assez bons résultats est le suivant :

```
Acide borique. . . . . . . . .   30 grammes.
Borax. . . . . . . . . . . . .   10    —
```

Une cuillerée à café pour un verre d'eau.

**Angine.** — On désigne sous le nom d'angine en général toute inflammation de l'arrière-bouche. Suivant leur nature, leur mode de terminaison, et surtout l'altération qui les constitue, les angines ont été classées en angine pharyngée aiguë, angine tonsillaire ou amygdalite et angine diphtéritique ou angine couenneuse.

ANGINE PHARYNGÉE AIGUË. — L'angine pharyngée aiguë n'offre pas dans le commencement un caractère bien défini. Le malade avale difficilement, sa voix est légèrement rauque, et il accuse une légère douleur dans la gorge. L'appétit est disparu ou diminué, et parfois la fièvre survient. L'emploi de gargarismes émollients et antiseptiques ont ordinairement raison de cette affection.

L'ANGINE TONSILLAIRE OU AMYGDALITE est caractérisée par l'hypertrophie des amygdales, leur dureté et leur rougeur. Elle débute sans prodromes bien nets. Les malades ont la gorge sèche et la déglutition est douloureuse par suite de la compression que les aliments exercent sur les amygdales en passant de la bouche dans le pharynx. Bientôt ces symptômes augmentent, les amygdales prennent un volume plus considérable et les malades n'accomplissent l'acte de déglutition qu'au prix de grimaces et de contorsions.

Leur haleine est désagréable, leur voix enrouée et ils

n'expectorent pendant des quintes de toux très pénibles que des mucosités jaunâtres et peu abondantes.

L'amygdalite a ordinairement une marche assez rapide. En trois ou quatre jours elle atteint son maximum d'intensité, et du cinquième au dixième elle est complètement terminée. .

Les insufflations d'alun, les applications de teinture d'iode sur les amygdales produisent un bon effet. Néanmoins, lorsque ce traitement est impuissant à amener la résolution de la maladie, lorsque l'amygdalite a une tendance à prendre la forme chronique, l'ablation des amygdales est indiquée.

## MALADIES DES BRONCHES

**Bronchite.** — La bronchite, selon le caractère qu'elle revêt, peut se diviser en bronchite aiguë et en bronchite chronique.

Lorsque la bronchite aiguë est confirmée, le malade accuse de violents maux de tête, une sensation de déchirement à la toux et de gêne dans la respiration.

La toux, symptôme ordinaire de la bronchite, se reproduit sous forme de quintes fréquentes qui secouent douloureusement le malade. Sèche et rauque dans les commencements, elle ne tarde pas à devenir grasse et prolongée. La respiration est marquée par des râles auxquels on a donné en auscultation les noms de râles sibilants, râles ronflants. Ces râles sont dus au passage de l'air dans les bronches qui sont obstruées par des mucosités. On les a comparés avec assez de justesse au gazouillement des oiseaux.

Indépendamment de ces phénomènes locaux, la bronchite aiguë s'accompagne d'une soif ardente, de la disparition de l'appétit et de l'accélération du pouls.

Petit à petit, ces symptômes diminuent et disparaissent; l'expectoration devient plus abondante. De rares qu'ils étaient, les crachats deviennent plus abondants, jaunâtres, opaques, le rhume mûrit. C'est la période de coction par opposition à la période initiale qui porte le nom de période de crudité.

La durée de la bronchite varie avec la saison et surtout avec la résistance des individus. En général, elle ne dure pas plus de quinze jours à un mois.

Le traitement de la bronchite dans le début consiste en révulsifs appliqués sur le thorax, tels que vésicatoires, ventouses sèches et teinture d'iode. Vers le milieu de la maladie, lorsque les crachats deviennent plus abondant on peut faciliter leur expectoration par des potions au kermès.

| | |
|---|---|
| Kermès. . . . . . . . . . . . | 0,20 centig. |
| Eau de laurier-cerise . . . . | 5 grammes |
| Eau . . . . . . . . . . . . . 125 | — |

A prendre par cuillerées à bouche toutes les deux heures.

**Bronchite chronique.** — La bronchite chronique est souvent la conséquence d'une bronchite aiguë mal soignée. Elle revêt à peu près les mêmes caractères que la bronchite aiguë, avec cette différence que dans la bronchite chronique la dyspnée survient rapidement par suite de l'accumulation des mucosités dans les bronches et disparaît immédiatement après l'expectoration, tandis que, dans la bronchite aiguë, cette dyspnée, qui n'existe qu'au début de la maladie, persiste pendant plusieurs jours.

La bronchite chronique peut persister pendant des mois, ou plus fréquemment encore elle cesse pendant la saison des chaleurs pour réapparaître avec l'hiver. Elle se termine ordinairement par résolution. Chez les vieillards, il survient dans le cours de la bronchite chronique une pneumonie qui est parfois mortelle.

Les vésicatoires, les sudorifiques, les reconstituants sont efficaces dans le traitement de cette maladie. Les capsules de créosote et de copahu paraissent avoir également de bons résultats, à la dose de 4 ou 5 par jour.

**Pneumonie.** — La pneumonie, appelée vulgairement fluxion de poitrine, est soit consécutive à une bronchite aiguë, soit accidentelle. Elle débute alors d'une manière brusque, et c'est sous cette forme que nous l'étudierons ici.

Les deux symptômes les plus caractéristiques de

cette affection sont un frisson violent qui secoue le malade des pieds à la tête et une douleur dans un des côtés de la poitrine. Cette douleur a pour siège habituel le voisinage du mamelon. A ces symptômes s'ajoutent de la dyspnée et une accélération des mouvements respiratoires et une expectoration abondante et particulière. Les crachats sont épais, visqueux et d'une couleur jaune sucre d'orge. Le malade a la fièvre, de la céphalalgie frontale, et, si la douleur est vive, il se couche de préférence sur le dos ou sur le côté malade.

Si la pneumonie a une heureuse issue, la douleur de tête et le point de côté cessent, la température diminue, l'expectoration devient moins abondante. Dans le cas contraire, tous ces symptômes ne font que s'aggraver ; la respiration devient bruyante, difficile, les crachats sont striés de sang, la peau se couvre de sueurs ; la face cyanosée s'altère, les forces diminuent et la mort arrive en laissant le malade en possession, la plupart du temps, de toutes ses facultés intellectuelles.

Dans certaines complications qui surviennent au cours d'une pneumonie, il se produit de la suppuration due à la présence d'abcès dans les bronches et les malades expectorent un pus jaune verdâtre d'une odeur fétide.

La pneumonie est une maladie grave plus commune chez les enfants et les vieillards que dans l'âge mûr, et d'autant plus meurtrière que les sujets qui en sont la proie sont d'une constitution débile. Le traitement doit donc être plutôt général que local. Il faut relever les forces du malade d'abord par des stimulants, comme la potion de Todd, et ne pas craindre d'administrer, de deux en deux heures, et par cuillerées à bouche, jusqu'à 3 et 400 grammes d'alcool. A cela on peut ajouter des applications de ventouses et des sangsues sur le côté souffrant. De plus, la pneumonie étant une maladie contagieuse due à une bacille, le pneumocoque, il faut prendre toutes les précautions nécessaires pour l'isolement et la désinfection des objets ayant servi aux pneumoniques.

### POTION DE TODD

| | |
|---|---|
| Rhum. . . . . . . . . . . . | 40 grammes. |
| Sirop simple. . . . . . . . | 30 — |
| Teinture de cannelle . . . . . | 5 — |
| Eau. . . . . . . . . . . . . | 75 — |

**Pleurésie.** — On entend par pleurésie une inflammation de la plèvre, membrane qui entoure les poumons à la manière d'un sac, inflammation toujours suivie d'un épanchement de liquide plus ou moins abondant.

Cette inflammation peut être due à différentes causes, dont les principales sont la syphilis, la tuberculose et les refroidissements. Nous n'étudierons pas ici les deux premières, préférant faire des paragraphes spéciaux pour ces deux classes de maladies ; nous nous bornerons simplement à un rapide exposé de la pleurésie aiguë simple, *a frigore*, c'est-à-dire causée par un refroidissement.

Comme pour la pneumonie, une douleur au côté, et le frisson. Mais avec cette différence que, tandis que le frisson est violent et unique dans la pneumonie, le frisson est fréquent, multiple et relativement faible dans la pleurésie. La fièvre survient alors, et le malade est pris d'une toux sèche qui lui cause une grande douleur. Cette douleur, qu'il faut attribuer à la douleur du point de côté, se fait également sentir à l'inspiration et à l'expiration, de sorte que le malade, dans les premiers temps de sa pleurésie, a une respiration brève et saccadée. Il n'ose pas respirer aussi fortement qu'il le faisait auparavant, il ne respire plus que par à-coups.

Peu à peu la douleur s'amende, la respiration est plus réglée ; le malade se couche sur son côté souffrant, signe de l'épanchement qui s'y est produit ; il semble qu'il veuille par là enlever au poumon sain tout contact, toute pression nuisible exercée sur lui par le liquide de l'épanchement, pression qui pourrait en léser le bon fonctionnement.

Si la maladie a une tendance à la guérison, si l'épanchement n'est pas trop abondant, la température du malade tombe vite. Dans le cas contraire, lorsque le liquide épanché menace de suffoquer le patient, il faut pratiquer la thoracentèse.

Malheureusement la marche de la maladie est très insidieuse. Il est impossible, étant donné une pleurésie assez avancée et paraissant présenter une marche régulière, de savoir si elle se terminera heureusement, ou si son issue sera fatale. Il faut, autant que possible, se régler sur la quantité de liquide épanché et pratiquer la thoracentèse sitôt que celui-ci peut devenir un danger pour la vie du malade. Cette opération, grâce à l'antisepsie que l'on apporte dans tous les procédés chirurgicaux, est devenue des plus bénignes.

Le traitement de la pleurésie consiste plutôt en un traitement général qu'en un traitement local. La douleur du point de côté pourra être calmée par des sangsues, des ventouses sèches. Quant au traitement général, les reconstituants, comme le quinquina et la liqueur de Fowler seront seuls préconisés.

# CHAPITRE V

# MALADIES DU CŒUR

## CŒUR

Avant d'étudier les affections produites par le cœur ou inhérentes à l'organe lui-même, nous allons esquisser à grands traits sa structure pour faciliter la compréhension des maladies de l'appareil circulatoire.

Le cœur est un muscle, mais un muscle creux, à quatre cavités, deux oreillettes et deux ventricules. Les premières communiquent avec les secondes au moyen de valvules, qui ne sont autre chose que des membranes très minces jouant le rôle de soupapes. Le ventricule, qui est le plus important, est plus épais que le ventricule droit. C'est aussi celui qui doit avoir le plus de force, puisque c'est grâce à ses contractions que le sang lancé dans l'aorte est distribué à tous les autres vaisseaux. L'aorte, à son origine, est également fermée par une valvule ou, pour mieux dire, par trois valvules de forme triangulaire accolées par leur base.

Le cœur est entouré extérieurement par une tunique, nommée le péricarde, et intérieurement il est tapissé par une membrane muqueuse, l'endocarde. Des artères, des veines et des nerfs viennent se ramifier dans le cœur.

Selon, donc, que nous aurons affaire à telle ou telle partie du cœur nous aurons affaire à telle ou telle maladie. Nous pourrons donc ranger ces maladies en :

Maladies des enveloppes ou péricardite (si c'est le feuillet externe), endocardite si c'est le feuillet interne ;

Maladies des orifices valvulaires ; et alors on a les insuffisances et les rétrécissements de l'orifice auriculo-ventriculaire gauche ou orifice mitral ;

Maladie de l'orifice artériel : insuffisance et rétrécissement aortique ;

Maladie du tissu propre du cœur : ou myocardite ;

Névrose du cœur ou palpitations.

## MALADIES DE L'ENVELOPPE EXTERNE DU CŒUR

**La péricardite et la pleurésie du cœur.** — Elle peut être due soit à la pneumonie, soit à des fièvres éruptives (scarlatine), soit aux maladies de foie.

La marche de la péricardite est insidieuse. Le malade se plaint quelquefois de palpitations et d'oppression.

Dans d'autres cas, au contraire, la douleur est considérable et l'oppression excessive. Puis, à la vue et au toucher, les mouvements du cœur sont à peine perçus. Le liquide épanché entre les deux feuillets du péricarde forme matelas et amortit les bruits du cœur.

Si l'affection prend la forme aiguë, il faut placer des vésicatoires à la région précordiale, des ventouses scarifiées, des sangsues, et pratiquer la ponction du péricarde si ces moyens thérapeutiques restent sans effet.

## MALADIES DE L'ENVELOPPE INTERNE DU CŒUR

**Endocardite.** — Il n'existe pour ainsi dire pas de symptômes de l'endocardite aiguë simple, et cette maladie n'a de gravité que pour les lesions des valvules qui, plus tard, en sont la conséquence.

Les autres sortes d'endocardites, endocardites infectieuses : il se produit souvent des embolies qui amènent la mort ou la paralysie.

## MALADIES DES ORIFICES VALVULAIRES

L'orifice valvulaire, qui est le plus sujet aux affections, est l'orifice auriculo-ventriculaire gauche ou orifice mitral : trop petit, il y a rétrécissement ; trop lâche, il y a insuffisance.

**Rétrécissement mitral.** — Le rétrécissement mitral est une maladie dyspnéisante, hémoptoïsante, embolisante. C'est une maladie dyspnéisante, puisque l'essoufflement, l'oppression, la dyspnée en sont ordinairement les premiers signes ; c'est une maladie hémoptoïsante, puisque l'hémorragie du poumon en est une conséquence assez fréquente ; c'est enfin une maladie embolisante, car bien souvent des paralysies générales et des hémiplégies n'ont dû leur cause qu'à un rétrécissement mitral. Le sang, ne s'écoulant plus aussi rapidement dans le ventricule, séjourne dans l'oreillette ; il se prend en un caillot qui peut acquérir d'assez fortes proportions; ce caillot fibrineux vient à se détacher, puis est lancé dans le ventricule, et de là dans le torrent de la circulation. Que ce caillot vienne oblitérer une artère cérébrale quelconque, il se produira en cet endroit une stase du sang, et cet arrêt engendrera soit une paralysie totale, soit de l'aphasie, soit une lésion cérébrale quelconque. La mort même est quelquefois la conséquence de cette embolie, et arrive brusquement lorsque le caillot oblitère complètement l'orifice mitral.

Pendant longtemps l'essoufflement est le seul révélateur du rétrécissement mitral. Lorsque le malade n'est pas en action, il ne s'en aperçoit pas ; veut-il monter un escalier? faire un effort quelconque? sa respiration devient haletante, brève, saccadée. Puis, à mesure que la lésion fait des progrès, il a la sensation de palpitations, d'une constriction à la région précordiale. Apparaissent alors les hémoptysies. Le malade crache un sang noir, d'une odeur alliacée.

Souvent, au cours de la maladie mitrale, il survient de l'œdème des membres inférieurs et du tronc, et de la congestion du foie.

Le traitement de la maladie de l'orifice valvulaire mitral doit s'adresser bien plus aux organes de la périphérie qu'au cœur lui-même. Le cœur atteint de rétrécissement mitral est un cœur réglé pour un petit travail, ce n'est pas en l'excitant davantage, en voulant lui faire donner plus qu'il ne peut, que l'on arrive à la guérison ou plutôt à l'amélioration. Il faut donc dégager les organes de la sérosité dont ils sont imprégnés dans le cas d'œdème des membres et du tronc, et il faut rendre au malade le sommeil qu'il a perdu et une respiration calme et douce.

Plusieurs remèdes ont été indiqués, mais la plupart sont restés sans résultats, ou plutôt ont eu de mauvais résultats. Deux seulement sont bons. La digitale et le vin diurétique de Trousseau. La digitale à la dose de 1 milligramme do digitaline cristallisée en injection hypodermique, et le vin de Trousseau, une ou deux cuillerées à bouche tous les jours.

## MALADIES DE L'ORIFICE AORTIQUE

**Insuffisance et rétrécissement.** — Les maladies de l'orifice aortique sont bien plus longtemps localisées que les maladies de la valvule mitrale. Elles reproduisent à peu de chose près les mêmes désordres avec cette différence que la mort dans les premières est bien plus fréquente que dans les secondes. Les ventouses, les cautères sont ordonnés comme traitement local et l'iodure de potassium comme traitement général.

**Névrose du cœur. Palpitation.** — Les palpitations ne sont autre chose que des spasmes du cœur, mais des spasmes douloureux. Ces spasmes ont leur origine dans un trouble quelconque du système nerveux du cœur. Faibles, les palpitations produisent chez le malade de l'oppression et un sentiment pénible; fortes au contraire, les palpitations produisent de l'étouffement, de la défaillance, de la syncope. L'hydrothérapie dans le cas de spasmes nerveux du cœur, le bromure de potassium sont d'un excellent usage, ainsi que la digitaline, sous toutes ses formes.

# CHAPITRE VI

# MALADIES DU FOIE

**Congestion.** — La congestion du foie est une maladie la plupart du temps causée par une affection cardiaque, le rétrécissement mitral.

Le sang ne pourrait plus s'écouler complètement de l'oreillette gauche dans le ventricule ; il en résulte une stase, un arrêt qui s'étend dans toute la circulation et qui vient gêner surtout la circulation du foie, d'où production d'un engorgement de cet organe et congestion.

Les symptômes auxquels on reconnaît ordinairement une congestion hépatique sont dès le début analogues à ceux d'une affection cardiaque. Le malade accuse quelques palpitations ; les ascensions lui sont pénibles de même qu'une marche un peu rapide. Les chevilles sont enflées et rouges. Tout d'un coup la maladie affecte un autre caractère. Le foie est douloureux, pesant; le blanc des yeux, la peau de la face prennent une coloration jaune ; les urines ont une couleur brune, la congestion s'affirme nettement. L'oppression s'accuse alors davantage ; le foie réagit sur le cœur et sur le poumon et il n'est pas rare de trouver dans ce dernier un peu de congestion.

Si à ce moment on oppose à l'affection hépatique un traitement efficace et rigoureux, on a quelque chance de la voir disparaître ou tout au moins diminuer. Le régime lacté intégral, les diurétiques à haute dose (vin diurétique de Trousseau) sont ordinairement employés comme traitement général ; les ventouses scarifiées et les sangsues comme traitement local.

**Cirrhose atrophique.** — On entend par cirrhose atrophique la maladie du foie dans laquelle le volume et la couleur de l'organe sont modifiés par différentes causes morbides.

Les débuts de cette affection sont assez variables et ne s'annoncent pas franchement. Certains malades accusent de la douleur et de l'oppression; chez d'autres le ventre est ballonné, les membres inférieurs sont œdématiés et parfois surviennent de violentes épistaxis; les émissions sanguines sont en effet un des symptômes les plus caractéristiques de la cirrhose.

La maladie n'en est alors qu'à son début et cependant le teint offre déjà une couleur jaune foncé, terreuse. L'amaigrissement fait de jour en jour des progrès de plus en plus rapides. Les membres inférieurs sont gonflés, le ventre ballonné, les urines peu abondantes sont teintées en brun rouge, l'ascite ne va pas tarder à faire son apparition.

L'ascite consiste en un épanchement de liquide dans la cavité péritonéale, qui se fait aux dépens de la circulation hépatique. Cet épanchement difficilement résorbable est une gêne considérable pour le malade qui a de la peine à respirer et surtout à se mouvoir. L'ascite prend quelquefois des proportions excessives et l'on voit même souvent des malades qui ont 15 à 20 litres de liquide dans leur cavité péritonéale.

La cirrhose est une maladie grave, mortelle, qui cause dans l'organisme des désordres si grands que lorsque le malade n'est pas emporté par cette affection, il succombe à des complications dues à la cirrhose.

La cirrhose atrophique reconnaît pour cause dominante l'alcoolisme; aussi le nom de cirrhose alcoolique devrait-il être donné à cette affection du foie.

Le régime lacté, l'iodure de potassium doivent être donnés comme traitement général; les vésicatoires et les pointes de feu comme traitement local.

Dans le cas où l'épanchement ascitique gêne d'une façon trop grande le bon fonctionnement du poumon, il faut pratiquer une ponction abdominale et retirer le liquide. La plupart du temps le liquide se reforme très vite et nécessite souvent d'autres ponctions. Parfois l'ascite ne reparaît plus au bout de 4 ou 5 ponctions ; mais ces cas sont extrêmement rares.

**Coliques hépatiques.** — Les coliques hépatiques sont dues au passage dans certains canaux du foie (canal cystique, canal cholédoque) de calculs plus ou moins volumineux qui ont pris naissance dans la vésicule biliaire.

C'est surtout après le repas qu'apparaissent les coliques hépatiques. Les douleurs sont parfois tellement intolérables que les malades se roulent par terre en poussant des cris. Puis le malade vomit, l'accès passe.

Dans certains cas, les coliques hépatiques sont accompagnées d'ictère qui apparaît quelque temps après l'accès.

Il faut donc dans le traitement des coliques hépatiques supprimer la production de calculs et faciliter l'expulsion de ceux qui peuvent être restés dans les vésicules biliaires.

Les eaux minérales alcalines, ou plus simplemen' encore le bicarbonate de soude à la dose de 10 grammes par jour remplissent les conditions nécessaires à la non-production des calculs, et la morphine en injection et l'antipyrine à la dose de 1 gramme à $1_{gr}$,50 supprime les douleurs causées par le passage de ces calculs.

**Ictère.** — L'ictère que l'on appelle ordinairement

jaunisse, est caractérisé par la coloration jaune de la peau qui passe par le jaune le plus pâle jusqu'au jaune orangé suivant l'évolution de la maladie.

La jaunisse apparaît soit comme une maladie primitive, soit comme une maladie consécutive à une affection quelconque (syphilis, pneumonie, fièvre typhoïde). Nous n'examinerons ici que sa forme primitive. Le malade, après une céphalée intense, une courbature généralisée et des troubles intestinaux, est pris d'ictère. — Il a plus ou moins de fièvre, délire la nuit et saigne abondamment du nez.

Les hémorragies au cours de cette maladie sont constantes et se font surtout par le nez (épistaxis), par l'intestin ou l'estomac (hématémèse) et par les gencives. De plus, les urines toujours colorées en rouge brun sont fort rares et font même quelquefois défaut.

En résumé, l'ictère est une maladie grave dont l'évolution est tellement imprévue qu'on ne peut à priori affirmer s'il revêtira un caractère bénin ou non. Tantôt les accidents ictériques par leur rapidité conduisent à la mort, tantôt au contraire leur succession est lente et la guérison survient.

Le régime lacté dans toute sa rigueur et les purgatifs forment la base du traitement employé pour combattre l'ictère. On peut y joindre également les diurétiques, mais au début seulement de la maladie.

# CHAPITRE VII

# MALADIES DES REINS

---

## NÉPHRITES AIGUES. — MALADIES DE BRIGHT
## LITHIASE RÉNALE
## COLIQUES NÉPHRÉTIQUES

La néphrite aiguë ou inflammation du tissu rénal est due soit au refroidissement, soit à la grossesse, soit à une intoxication par l'organe lui-même. Chez la femme enceinte, la néphrite est assez commune par suite de la compression du rein et de la production de produits de désassimilation spéciaux.

La néphrite ne débute pas toujours par des caractères bien nets et bien marqués. Ceux-ci sont du reste toujours en rapport avec l'intensité de la maladie.

L'invasion de la néphrite aiguë est presque toujours marquée par un frisson qui dure plus ou moins de temps, et une douleur au niveau de la région rénale, douleur sourde que le malade ne perçoit vraiment qu'à la compression. Les urines sont rares, fortement colorées, la fièvre intense, et un œdème particulier envahit en peu de temps la partie inférieure du corps, les jambes, les cuisses, le scrotum. Enfin l'albumine apparaît dans les urines en très grande quantité.

La maladie se termine ordinairement par résolution ; la fièvre disparaît, les urines augmentent, les parties du corps œdématiées reviennent peu à peu à leur état normal. Chez un sujet bien portant, la néphrite est une maladie peu grave se terminant toujours d'une manière favorable. Il en est tout autrement lorsque la néphrite survient chez un individu d'une santé débile et qu'elle est consécutive à une infection quelconque.

Il faut opposer à la néphrite aiguë un traitement antiphlogistique, c'est-à-dire un traitement anti-inflammatoire. Le meilleur et le plus simple consiste en application de ventouses sur la région des reins, en saignées générales, et comme régime, le régime lacté.

**Mal de Bright.** — Le mal de Brigth ou brightisme n'est autre chose que la néphrite chronique. Ou bien cette néphrite chronique survient d'emblée, ou bien elle succède à une néphrite aiguë. Habituellement le début de cette maladie est lent, insidieux ; le malade éprouve une foule de symptômes qui lui paraissent insignifiants et auxquels il ne prête pas grande attention jusqu'au jour seulement où, effrayé par la succession d'une série de phénomènes anormaux, il se décide à faire appeler un praticien.

Ces phénomènes sont pour ainsi dire généraux, car il n'est pas un organe qui ne soit troublé par le mal de Bright soit directement soit indirectement. La sucession des symptômes du brightisme n'est pas toujours complète chez les malades, et il en est certains qui passent inaperçus. Il est bon cependant d'en faire ici un rapide énoncé.

Les troubles organiques qui apparaissent au cours de la néphrite chronique sont les suivants : *troubles urinaires, troubles auditifs, troubles respiratoires, troubles digestifs.* Les troubles urinaires sont la fréquence des urines et parfois leur abondance. Les malades se réveillent la nuit six ou sept fois pour satisfaire leur besoin. Chez les uns la quantité d'urine excrétée est considérable, chez les autres elle est très minime et, signe caractéristique, la quantité d'albumine excrétée est considérable. Les troubles auditifs encore mal étudiés et mal définis se réduisent à de simples bourdonnements d'oreilles, et quelquefois à une légère surdité, qui ne dure que très peu de temps.

Les troubles respiratoires ordinairement initiaux consiste en une violente dyspnée et en une oppression qui revêt le caractère d'accès plus violents la nuit que le jour.

Les troubles digestifs existent durant tout le cours

de la maladie et sont caractérisés par des vomissements et des douleurs stomacales.

A ces phénomènes on peut ajouter encore les
hémorragies, les épistaxis entre autres ; la sensation du doigt mort, le malade ne sent plus un doigt de
sa main. Le doigt du malade est froid et toujours
blanc. A citer encore la crampe aux mollets et la sensation de froid à la peau (cryesthésie), sensation surtout perçue dans les membres inférieurs et l'œdème
général du corps.

L'œdème ne se généralise pas tout de suite, ce n'est
quelquefois qu'au bout de plusieurs semaines qu'il
envahit l'organisme. Parfois il est si peu apparent
qu'on ne le soupçonne même pas et que les malades
s'imaginent avoir légèrement engraissé.

Les cas de guérison dans le mal de Bright sont
rares, car dans la plupart des cas le malade succombe
plus souvent à une affection soit provoquée soit consécutive à son brightisme. Le traitement n'est donc
en somme qu'un palliatif et consiste en régime lacté
intégral, en diurétiques lorsque l'œdème des membres
inférieurs est trop considérable et en saignées s'il y a
des accidents nerveux tels que délire violent et convulsions.

**Coliques néphrétiques.** — De même que les
coliques hépatiques sont dues à la production dans le
foie de concrétions biliaires, les coliques néphrétiques

reconnaissent pour cause la présence dans les reins de graviers ou de calculs qui, par leur passage dans l'urèthre, provoquent chez les malades ces accès si douloureux.

Quelquefois chez certains individus les coliques débutent brusquement, violemment et sont tellement atroces qu'elles les forcent à se rouler par terre. Chez d'autres la crise est précédée d'une sorte de période de transition pendant laquelle les douleurs augmentent petit à petit pour arriver à un moment donné à leur paroxysme. Sitôt la crise finie les malades urinent abondamment un liquide clair contenant soit du sable, soit de petits graviers, et quelquefois du sang.

Lorsque l'accès de coliques se termine de cette façon, la vie du malade n'est pas en danger; mais s'il se produit de l'anurie, de l'impossibilité d'uriner, il y a passage de l'urine dans le sang et alors le malade est pris de convulsions, de sueurs froides et la mort survient rapidement.

Il faut donc dans le traitement des coliques néphrétiques avoir deux choses en vue : calmer d'abord les douleurs et ensuite éviter la formation de nouveaux calculs. Les piqûres de morphine, les potions de chloral seront indiquées dans le premier cas; les diurétiques et les alcalins comme le carbonate de lithine et le bicarbonate de soude dans le second.

# CHAPITRE VIII

# MALADIES DES VOIES URINAIRES

**Rétrécissement de l'urèthre.** — Tout rétrécissement de l'urèthre doit sa diminution de calibre à deux
causes, la blennorrhagie ou la rupture du canal uré-
thral.

Les débuts de cette affection sont lents et insidieux.
C'est à peine si le malade s'aperçoit de la difficulté
qu'il a d'uriner et de la modification de la force du
jet, jusqu'au jour où il devient la proie de la cystite,
de l'intoxication et de l'infiltration urineuse.

Le traitement consiste à passer des bougies dans le
canal pour la dilatation et à pratiquer l'uréthrotomie,
c'est-à-dire le débridement du rétrécissement.

Dans une grande majorité de cas les rétrécissements
sont suivis d'infiltration urineuse ; l'urine ne pouvant
plus se frayer un passage au dehors, fuse sous les
tissus, la verge et le scrotum offrent un volume
énorme et une coloration rosée qui ne tarde pas à

devenir de plus de plus foncée à mesure que la maladie fait des progrès. Le traitement de cette affection est entièrement chirurgical et consiste à faire une incision de la racine du scrotum jusqu'à l'anus qui permet à l'urine et au pus accumulé de s'échapper.

**Cystite.** — Lorsqu'un malade urine fréquemment, accuse de la douleur avant la miction et après et lorsqu'un dépôt purulent se forme dans ses urines, il y a cystite. Cette cystite peut être soit aiguë, soit chronique, mais revêt le même caractère et la même évolution dans les deux cas. La cystite a des symptômes qui lui sont spéciaux suivant les causes qui ont pu la provoquer. Ainsi la cystite blennorhagique diffère de la cystite calculeuse ; la cystite des rétrécis de la cystite des prostatiques.

Selon que la cystite est aiguë ou chronique, on aura à observer un régime particulier. Dans le cas de cystite aiguë, il faut supprimer les aliments épicés, les boissons alcooliques et les fatigues de toute sorte ; faire usage de boissons alcalines ou mieux de boissons minérales comme les eaux de Vals et de Pougues. Comme traitement local des bains, des sangsues au périnée et des injections de morphine.

Pour la cystite chronique, on préconise l'emploi des balsamiques, tels que capsules de térébenthine, de santal, de copahu, et l'injection à l'acide borique à raison de une ou deux par jour.

# CHAPITRE IX

## MALADIES

# DES ORGANES GÉNITAUX MALES

---

**Phimosis.** — L'ouverture préputiale est trop étroite pour pouvoir être ramenée en arrière de la couronne du gland.

*Traitement.* — Circoncision.

**Paraphimosis.** — Le prépuce porté en arrière du gland et ne pouvant plus être ramené en avant occasionne l'étranglement de l'extrémité antérieure de l'o  e.

*Traitement.* — Essayer la réduction manuelle, en tirant sur le bourrelet au moyen d'un mouchoir, mais ne pas insister. Le médecin devra alors sectionner au bistouri la bride circulaire formée par le bord libre du prépuce rebroussé.

**Varicocèle.** — Varices du cordon spermatique, qui aboutit à l'extrémité supérieure du testicule. — Fréquence plus grande du côté gauche.

*Symptômes :* En général, début insidieux, augmentation du volume des bourses : Tumeur allongée verticalement, irrégulière, pâteuse (sensation de paquet de ficelles, d'amas de vers de terre.) — La position horizontale fait affaisser la tumeur.

Au point de vue pratique, deux sortes de varicocèle, le varicocèle indolore, le varicocèle douloureux.

Le premier n'a guère d'importance, le second peut gêner la marche, obliger le malade à des séjours au lit prolongés et répétés.

*Traitement :* Varicocèle indolore : ne rien faire s'il est peu prononcé ; dans le cas contraire, suspensoir.

**Varicocèle douloureux.** — L'usage du suspensoir permet souvent aux individus atteints de cette affection de ne pas s'en préoccuper. L'opération ne sera pratiquée que si cette intervention semble nécessaire au médecin.

# CHAPITRE X

# MALADIES DES YEUX

## BLÉPHARITE

La blépharite est une inflammation du bord libre des paupières, et a ordinairement une marche chronique. Le bord des paupières commence par devenir rouge, puis gonflé ; il y a production de croûtes à la racine des cils et chute partielle de ceux-ci.

Les lavages et les compresses boriquées, les cautérisations au nitrate d'argent et l'application de pommade à l'oxyde jaune de mercure (oxyde jaune de Hg, 0$^{gr}$,30 ; vaseline, 30 grammes) amènent une prompte guérison de cette affection.

## CONJONCTIVITE

**Conjonctivite purulente.** — La conjonctivite purulente, ou conjonctivite blennorrhagique, survient ordinairement par la négligence et l'insouciance des malades qui, atteints de blennorrhagie, portent leurs mains à leur visage sans les avoir préalablement lavées.

Les paupières commencent par devenir tuméfiées, rouges et luisantes. Le malade peut à peine les ouvrir ou même ne les ouvre pas du tout. Un liquide purulent épais, jaune verdâtre s'écoule entre les deux paupières en déterminant sur les endroits où il passe une assez vive inflammation.

Les lavages au sublimé, coupé d'eau par la moitié, les cautérisations au nitrate d'argent guérissent rapidement cette affection. Dans les cas où il n'y a qu'un seul œil d'atteint, il faut préserver l'autre par un pansement au sublimé, que l'on aura la précaution de renouveler tous les jours.

**Conjonctivite granuleuse.** — La conjonctivite granuleuse n'a pas le caractère brusque et violent de l'ophtalmie blennorrhagique ; elle a, au contraire, un début lent et insidieux.

Le malade ne se plaint d'abord que d'un léger larmoiement à un seul œil ; puis il a une sensation de gêne et de douleur lorsqu'il fait exécuter à son œil des mouvements de va-et-vient.

Le matin, les bords palpébraux sont légèrement collés l'un à l'autre et le malade a de la peine néanmoins à ouvrir les yeux.

On lavera les paupières avec une solution de nitrate d'argent au cinquantième pendant un temps plus ou moins long, car cette maladie est une affection, qui ne demande qu'à récidiver.

**Affections des voies lacrymales.** — Lorsque les larmes ne peuvent s'écouler, lorsqu'il y a un rétrécissement du canal lacrymal, il peut en résulter une série de complications.

L'œil malade est rouge, injecté, baigné par un larmoiement continuel. Puis, le rétrécissement occupant le canal nasal, il se forme une saillie sur les parties latérales et à la base du nez, qui, lorsqu'on la comprime provoque par les points lacrymaux l'écoulement d'un liquide purulent. C'est ce qu'on a appelé la dacryocystite. Le traitement consiste à faire de nombreuses injections d'eau boriquée ou de sulfate de zinc à la dose de 2,50 p. 1 000, puis à ouvrir le point lacrymal pour permettre le passage d'une sonde.

**Compère loriot.** — Le compère loriot ou orgelet est une inflammation du bord palpébral de l'œil, consistant, le plus souvent, en un petit bouton. Les compresses d'eau boriquée amènent ordinairement la guérison de cette inflammation.

# CHAPITRE XI

# MALADIES DES OREILLES

**Lésions traumatiques du tympan.** — Le tympan dans les maladies des oreilles est toujours l'organe qui a le plus à souffrir et qui est aussi le plus difficile à guérir.

Les lésions peuvent être dues soit à une rupture de la membrane produite par un coup violent appliqué sur l'oreille, coup avec compression trop brusque d'un certain volume d'air (gifle), soit à la présence d'un corps étranger dans l'oreille ou à l'introduction d'objets piquants.

Les principaux symptômes sont une vive douleur, ou écoulement de sang plus ou moins abondant et de la surdité; cette surdité, assez marquée pendant quelques jours, disparaît peu à peu sans laisser de traces.

Le malade évitera avec soin de faire des efforts de

chanter et de crier, dans la crainte d'augmenter la rupture ou la déchirure de la membrane et se fera faire, matin et soir, des injections d'eau boriquée (4 à 5 p. 1 000) ou de sublimé dédoublé.

**Otite.** — On désigne sous le nom d'otite une inflammation de la membrane du tympan. Cette inflammation peut être accompagnée ou non de suppuration, d'où la division des otites en otite aiguë simple non suppurative et en otite aiguë suppurative.

OTITE AIGUË NON SUPPURATIVE. — Cette maladie se développe a tout âge, mais affectionne plus particulièrement les enfants. Elle se développe fréquemment au cours de la rougeole, de la scarlatine, de la fièvre typhoïde et assez souvent est consécutive à la grippe.

Elle débute par une douleur vive occupant toute l'oreille, douleur intermittente qui se renouvelle par accès et surtout par accès nocturnes. Le malade ne perçoit plus distinctement les sons et finit même par ne plus rien entendre. Il a alors la sensation de sifflements et de bourdonnements intenses. A ces différents symptômes il faut ajouter de la fièvre plus ou moins marquée, faisant même quelquefois défaut.

Cette maladie a une durée moyenne de quinze jours lorsqu'il ne survient pas de complications, ce qui arrive assez souvent par suite de la suppuration.

Le traitement consiste en injections boriquées

chaudes et en révulsifs appliqués en arrière de l'oreille sur cette éminence osseuse que l'on appelle l'apophyse mastoïde.

**OTITE AIGUË SUPPURATIVE.** — L'otite aiguë survient d'emblée ou accompagne le plus ordinairement les otites chroniques. Elle débute d'une façon identique à l'otite aiguë non suppurée et présente les mêmes symptômes avec une plus grande intensité.

Le pourtour de l'oreille est rouge, enflammé, et un pus jaunâtre mêlé de sang s'écoule par le conduit auditif.

Chez les enfants en bas âge, l'otite suppurée amène des complications cérébrales, qui sont souvent mortelles.

Dans la généralité des cas, la maladie évolue pendant deux ou trois semaines et guérit complètement. Parfois, cependant, il y a altération de l'ouïe, surdité complète même et passage de la maladie à l'état chronique.

Dès le début de la maladie, il faudra placer des sangsues à la région péri-auriculaire et faire des lavages au sublimé (à 50 p. 1 000), les lotions boriquées n'ayant pas un pouvoir antiseptique suffisant.

# CHAPITRE XII

## MALADIES

# DE LA BOUCHE ET DES DENTS

La bouche est une des parties de l'organisme où les microorganismes se développent le plus et le mieux, aussi, dans toutes les maladies inhérentes à la cavité buccale, jouent-ils un rôle considérable.

**Stomatite érythémateuse.** — La stomatite simple, ou stomatite érythémateuse, est la plus simple de ces affections. Elle s'annonce par une douleur au moment de la mastication des aliments et par l'intolérabilité des substances froides ou chaudes. De plus, l'haleine est fétide et la langue pâteuse.

L'inflammation de la muqueuse buccale est soit généralisée, soit locale; on a donc, suivant les cas, affaire à de la gingivite lorsque ce sont les gencives seules qui sont malades, à de la glossite, lorsque la

langue seule est œdématiée et gonflée, et à de la pala-
tite lorsque l'inflammation a gagné le voile du palais.

La stomatite entraîne toujours après elle une desquamation de la muqueuse, et cette desquamation la
mettant à nu, produit des petites ulcérations qui sont
très douloureuses.

Ordinairement de courte durée, lorsqu'il n'y a pas
de dents cariées qui entretiennent dans la bouche un
foyer d'infection, la stomatite est facilement enrayée
et guérie par les gargarismes au chlorate de potasse et
à l'eau boriquée.

**Stomatite mercurielle.** — Les causes de la stomatite mercurielle sont des plus variées, et cette
maladie se manifeste avec d'autant plus de force que
l'on n'y fait pas attention dès le début. Certaines
personnes résistent d'ailleurs plus ou moins bien à
l'action du mercure, et il en est par exemple chez
lesquelles un simple lavage au sublimé produit de la
stomatite, et d'autres, au contraire, ingurgitent jusqu'à 10 et 12 centigrammes de protoiodure par jour
pendant des mois sans jamais avoir la plus légère
inflammation.

En général, quel que soit le mode d'introduction
du mercure dans l'organisme, le mercure une fois
absorbé est éliminé par les glandes salivaires, et c'est
par le contact de ce métal avec l'épithélium des
glandes salivaires que se produit la stomatite.

Dès le début, le malade a un goût métallique dans la bouche, comme un goût de cuivre ; son haleine est mauvaise et il crache abondamment. Ses gencives gonflées, rouges et recouvertes par endroits de plaques opalines, saignent au moindre attouchement. Traitée à cette période, la stomatite est une maladie bénigne et sans importance. Il en est tout autrement si on lui laisse prendre le caractère aigu, et surtout le caractère chronique. Alors l'inflammation s'étend jusqu'au pharynx ; le malade, épuisé par une salivation continuelle et par une fièvre ardente, devient promptement anémique. Les dents ébranlées tombent et la plupart du temps, les os maxillaires sont nécrosés.

Le traitement de la stomatite mercurielle simple consiste d'abord à faire cesser les causes qui l'ont fait naître, à supprimer les injections ou les frictions avec un sel de mercure quelconque si ce sont ces médicaments qui l'ont produite ; ensuite, on supprime l'inflammation par des gargarismes émollients. Dans le cas de stomatite mercurielle, on pourra faire absorber au malade jusqu'à 8 grammes de chlorate de potasse par jour dans une potion.

**Aphtes.** — On a voulu considérer les aphtes comme une variété de stomatite et donner le nom de stomatite aphteuse à cette nouvelle maladie.

Il y aurait, en réalité, à distinguer la stomatite avec production d'aphtes et l'apparition d'aphtes sans stomatite. Dans ce second cas, c'est après une nuit agitée, pendant laquelle on a eu de la fièvre, que l'on observe sur la muqueuse des lèvres et du palais des petites ampoules, quelquefois seules, la plupart du temps accolées l'une à l'autre, pleines d'un liquide incolore. Ces petites tumeurs crèvent et leur emplacement ne tarde pas à s'ulcérer. Au bout de trois ou quatre jours, d'une semaine au plus, les plaies formées par les ulcérations sont guéries.

Quand les aphtes apparaissent en trop grande quantité, et surtout quand ils se réunissent par groupes, ils donnent lieu à de véritables ulcérations, avec production de fièvre et de diarrhée. Les purgatifs et les gargarismes au chlorate de potasse sont généralement indiqués.

**Glossite.** — La glossite est une inflammation de la langue, souvent fort gênante, qui cède aux gargarismes et aux lavages à l'eau boriquée et au chlorate de potasse.

## MALADIES DES DENTS

Les dents sont des organes dont on s'occupe beaucoup trop peu ou dont on s'occupe trop quand il n'est plus temps. Leur rôle est pourtant assez important pour qu'on prenne le plus de soins possible pour les conserver, et bon nombre de maladies seraient évitées si les dents étaient en bon état.

**Carie dentaire.** — La première de ces maladies est une maladie inflammatoire.

**La carie.** — La carie est une affection ulcéreuse due surtout à un microorganisme, à l'hérédité et à l'insuffisance de produits phosphatés dans l'organisme au moment de la formation des dents. La carie dentaire a une évolution très lente mais uniforme. Tout d'abord l'émail seul est attaqué, puis vient l'ivoire et la pulpe qui est elle-même détruite.

Lorsque la pulpe est décomposée et mortifiée, il y a presque toujours production d'abcès, de fistules et d'inflammations du périoste alvéolo-dentaire. Souvent même surviennent des adénites cervicales, des nécroses du maxillaire et des névralgies faciales intolérables. Dans ce cas l'extraction de la dent est la seule médication, et souvent la plus difficile à la fois pour le malade et pour le chirurgien.

Chez les enfants et les vieillards, l'extraction d'une dent ne présente pas de grandes difficultés : chez les premiers parce que les tissus alvéolo-dentaires ne sont pas encore adhérents ; chez les seconds parce que les dents déchaussées pour la plupart du temps et ébranlées tiennent à peine dans leurs alvéoles.

Il en est tout autrement pour les adultes chez qui les dents sont parfois soudées au maxillaire et nécessitent des efforts considérables de la part du chirurgien. A ce propos nous conseillerons aux malades de ne se jamais faire pratiquer l'extraction de leurs dents au moyen de la clef de Garengeot, mais seulement avec des daviers.

L'extraction avec la clef de Garengeot (instrument qui consiste en un crochet monté sur une tige d'acier rectiligne munie d'un manche de bois) est sans aucun doute plus simple, plus courte, et par conséquent bien moins douloureuse dans bien des cas, mais c'est justement parce qu'elle est plus facile qu'elle est aussi plus dangereuse. La force déployée par la clef de Garengeot étant considérable, on arrache toujours quelque chose. Lorsque la dent seule est extraite, tant mieux. Mais cette extraction est toujours suivie d'une rupture plus ou moins considérable du bord alvéolaire sur lequel la base du crochet a été appuyée ; quand elle n'est pas suivie d'une fraction complète du maxillaire, comme cela arrive souvent pour les dents de la mâchoire supérieure.

Au contraire avec le davier, l'extraction est plus lente, mais aussi plus sûre, et il n'y a pas à craindre des accidents graves tels que rupture du bord alvéolaire, arrachement du maxillaire supérieur, extraction de la voûte palatine, accidents qui ne sont malheureusement que trop fréquents avec la clef de Garengeot.

Lorqu'une dent commence à se casser, ce qui s'aperçoit toujours par suite de la susceptibilité plus grande au chaud et au froid de l'organe ; il faut enrayer l'affection au moyen de pansements antiseptiques et essayer d'obturer la dent. Les pansements les plus usités se font avec petits tampons de ouate hydrophile imbibée d'acide phénique, les pansements répétés fréquemment empêchent la dent de se creuser davantage et permettent de l'obturer. Cette obturation se fait soit avec de l'amalgame d'argent, de cuivre, ou au mastic. Ce dernier est préférable a tous les points de vue aux précédents, car il ne subit pas de retrait ce qui arrive toujours avec les amalgames. Quant aux aurifications, leurs prix élevés ne les met pas à la portée de tous, et comme telles nous n'en parlerons pas.

**Fluxions.** — Les fluxions sont des tuméfactions de la face consécutives à une carie au dernier degré et qui correspondent toujours à la formation d'une certaine quantité de pus. Il se forme alors un abcès qui s'ouvre tantôt en dedans, tantôt en dehors, souvent des deux côtés à la fois.

**Accidents consécutifs à l'évolution de la dent de sagesse.** — L'éruption de la dernière grosse molaire qui a ordinairement lieu entre 17 et 25 ans est souvent accompagnée de phénomènes douloureux qu'il est bon de connaître tant ils sont variés et multiples. Ou les accidents sont, quoique douloureux, assez bénins, ou bien ils revêtent une forme grave qui peut aller jusqu'à la nécrose du maxillaire.

Ce qui arrive le plus fréquemment, ce sont des douleurs d'oreilles, une violente constriction des mâchoires et une inflammation très vive de la muqueuse gingivale au niveau de la dent malade. Il y a en outre production de petits abcès. L'ouverture de ceux-ci et l'extraction de la dent dans certains cas amènent une prompte guérison du mal. Ajoutez à cela les lavages antiseptiques.

*Hygiène de la bouche.* — Les soins de propreté de la bouche sont assez importants pour qu'ils fassent l'objet d'un paragraphe spécial.

Ces soins auront lieu avec ou sans l'aide de toutes les pâtes, poudres, eaux dentifrices, élixirs quelconques qui ne sont d'aucun effet sur les dents.

Ce qu'il faut, c'est empêcher la production de tartre et le séjour dans les interstices des dents des aliments qui sont une source d'infection. La plupart des gingivites et des stomatites ne sont causées que par la présence du tartre dans les dents, et lorsqu'il y en a, il faut le faire disparaître par un grattage.

On empêchera la production de tartre par des lavages quotidiens et répétés de la bouche, le matin, après chaque repas, et par un brossage énergique. Comme eau dentifrice, de l'eau boriquée additionnée d'essence de menthe et d'anis ; de la craie pulvérisée comme poudre.

# CHAPITRE XIII

# MALADIES DE L'ESTOMAC

**Dyspepsie.** — Affection caractérisée par des troubles digestifs qui peuvent varier.

*Symptômes.* — Douleurs au creux de l'estomac, surtout à la fin de la digestion. Durant la digestion (deux heures environ) ballonnement du ventre, crampes, douleurs, renvois acides, soif, bouffées de chaleur, vertiges. Ces symptômes atteignent le maximum quatre heures après le repas, puis diminuent et cessent. Au milieu de la nuit, sensation de faim douloureuse et impérieuse. Flatulence et constipation, quelquefois diarrhée persistante ou survenant par accès. Dégoût de la viande, appétence pour le vinaigre, les épices, les salades ; amaigrissement.

*Causes.* — Irrégularité de l'alimentation ; alcoolisme ; cancer ou ulcère de l'estomac.

*Traitement.* — Une demi-heure de repos après les repas : puis activité modérée. Eviter le travail intellectuel de suite après le repas (dyspepsie des collégiens). Vie au grand air. Marche moyenne, surtout dans les montagnes. Pas de bains de vapeur, pas de bains froids ; lotions, frictions tous les jours ; 2 bains à 33° d'une demi-heure par semaine. Alimentation restreinte : pain sans mie (60 grammes par repas) ; peu d'œufs ; peu ou pas de lait, thé ou café ; vin blanc coupé d'une eau minérale chargée d'acide carbonique (Pougues, Condillac, Saint-Galmier). Pas de vins rouges ; pas de vin de quinquina. Boire peu à chaque repas, ne pas boire en dehors des repas. — Un demi-verre d'eau de Vichy, le matin, froide. S'il y a de la constipation, avec langue blanche, dissoudre de 4 à 6 grammes de sulfate de soude dans le verre d'eau de Vichy. Au lieu d'eau minérale on peut donner des paquets de 20, 30, 40 centigrammes de bicarbonate de soude (en cachet ou en solution dans un peu d'eau sucrée). Si le malade ne souffre pas, donner des amers (5 à 10 gouttes amères de Beaumé avant le repas ; ou 30 centigrammes de poudre de gentiane) : stations thermales : Vichy, Vals, Saint-Nectaire, Néris. Cure de raisins ou de cerises.

Si la gastralgie est violente, morceaux de glace avant les repas, quelques gouttes de laudanum.

**Dilatation de l'estomac.** — Accompagne fréquemment toute dyspepsie un peu ancienne.

Elle est le résultat d'une alimentation trop considérable (gros mangeurs), d'une gastrite alcoolique, d'un cancer de l'estomac, de l'anémie.

*Symptômes.* — Ballonnement du ventre et lenteur de la digestion (5 à 6 heures de durée) Fréquence des vomissements. Signes caractéristiques : après avoir fait avaler un demi-verre d'eau, tapoter par quelques petits coups secs et répétés la région de l'estomac jambes pliées, bouche ouverte, avec respiration franche); on perçoit alors plus ou moins bas, un clapotement, en agitant, en secouant le malade.

*Traitement.* — Toute dyspepsie accompagnée de dilatation, doit être traitée par des lavages d'estomac (eau alcaline, Vichy, Pougues, Saint-Léger, puis eau naphtolée ou eau acidulée).

*Régime.* — Trois repas par jour quatre heures entre le premier et le second et huit heures entre le deuxième et le troisième. Repas pris lentement et mastication prolongée ; pas d'aliments liquides ; croûtes de pain, ou pain grillé.

Déjeuner. OEufs à la coque ; fruits cuits en marmelade.

Dîner. Viandes froides cuites, viandes chaudes braisées, des purées de viande, poisson bouilli, pâtes alimentaires, des crèmes, le riz au lait, des purées de légumes, des fromages, des compotes de fruits. Pour les fruits frais, quatre seuls sont permis : les fraises, les pêches, le raisin et les figues. Boire un verre et demi à chaque repas; pas de soupe liquide, jamais de vin rouge. Vin blanc coupé avec de l'eau d'Alet.

**Ulcère de l'estomac.** — Se reconnaît aux signes suivants :

Affection de la femme presque toujours, de l'adulte le plus souvent. Appétit variable, mais en général conservé. Digestions difficiles ; constipation. Vive douleur au creux de l'estomac acquérant son maximum d'intensité après les repas, pour s'atténuer ou cesser lorsque la digestion est terminée ou brusquement interrompue par un vomissement. — L'ingestion de certains aliments l'exagère encore davantage (épices, acides); enfin, elle acquiert souvent une grande intensité lors des périodes menstruelles. — Cette douleur est presque constamment transmise entre les deux épaules, en arrière, et réveillée par la pression du creux de l'estomac. Elle est calmée par la digestion, les vomissements, et parfois aussi par certaines positions (station debout, flexion du tronc en avant). Il se produit des vomissements de sang, rouges, abondants, non mélangés aux aliments.

*Traitement.* — Le traitement par excellence est le régime lacté exclusif (3 à 4 litres, par grandes tasses, à 2 ou 3 heures d'intervalle). Si le lait n'est pas bien supporté, prendre avant son ingestion une cuillerée à café d'eau de chaux. En cas de crises douloureuses, piqûres de morphine.

L'ulcère de l'estomac est une affection éminemment récidivante.

**Cancer de l'estomac.** — Les causes en sont inconnues.

*Symptômes.* — Inappétence (avant tout, dégoût de la viande), digestion lente, constipation, douleur au creux de l'estomac ; vomissements, glaireux le matin, alimentaires après le repas ; vomissements sanguins, noirs, marc de café, peu abondants, mélangés aux aliments ; teint jaune paille ; amaigrissement.

Fatalement mortel.

*Traitement.* — Tout traitement semble inutile ; les améliorations qui lui paraissent dues sont rares, très médiocres, et essentiellement passagères. — Vésicatoire au creux de l'estomac; amers ; bicarbonate de soude, calmants.

**Gastralgie ou crampes d'estomac.** — La gastralgie varie d'intensité, de siège, de durée, avec chaque malade chez lequel on la rencontre. Elle débute en général très brusquement, le plus souvent, c'est une souffrance aiguë, déchirante, angoissante, ressemblant à une morsure ou à une brûlure. Le malade éprouve des sensations bizarres de froid glacial ; le creux de l'estomac se tend et se ballonne, ou, ce qui est plus fréquent, se rétracte comme si la paroi abdominale allait s'accoler à la colonne vertébrale. L'agitation et l'anxiété du malade sont considérables, ses extrémités se refroidissent et il ne cesse de se plaindre et de gémir. La langue reste nette.

L'accès varie, comme durée, de quelques minutes à plusieurs heures ; il cesse brusquement ou se dissipe lentement après quelques bâillements et quelques renvois d'un gaz inodore, laissant les malades plus ou moins abattus et courbaturés.

A ces symptômes constants, il faut ajouter de l'inappétence, une soif très vive, des vomissements, l'intolérance pour les aliments de digestion en apparence facile, la tolérance des mets réputés indigestes. La gastralgie a une durée très variable, elle peut persister des années.

Maladie de la jeunesse, atteignant de préférence les tempéraments nerveux et surtout les femmes. Causes : écarts de régime, défaut et insuffisance d'alimentation, excès de table, usage prolongé de médicaments (bicarbonate de soude, sulfate de quinine).

*Traitement.* — Les crises seront calmées par les narcotiques : opium et surtout injections sous-cutanées de morphine. Les boules d'eau chaude au creux de l'estomac suffisent quelquefois pour calmer les crampes les plus douloureuses. Inhalations d'éther, bromure de potassium, musc, valériane.

# CHAPITRE XIV

# MALADIES DE L'INTESTIN

**Diarrhée aiguë.** — C'est un accès de diarrhée qui survient brusquement, avec ou sans coliques. — Tantôt c'est un rhumatisant qui, à l'occasion de l'impression du froid sur le ventre, éprouve des coliques vives et un accès de diarrhée. Dans ce cas, le port d'une ceinture de flanelle évitera le retour de ces accès. Durant ces derniers, application de cataplasmes laudanisés.

Tantôt c'est un malade atteint de néphrite qui élimine par poussées ce que le rein ne peut éliminer. Cette diarrhée doit être respectée.

Tantôt c'est un malade qui présente une diarrhée intermittente. Celle-ci, par ce caractère, semble relever du sulfate de quinine.

Tantôt il s'agit d'accès de diarrhée qui alternent avec des éruptions cutanées, avec des accès d'asthme ou de bronchite. Respecter cette diarrhée.

Tantôt l'accès de diarrhée relève de l'ingestion immodérée de fruits ou d'eau très froide. Traitement : opium.

**Diarrhée chronique.** — Relève de la tuberculose intestinale (voir *Tuberculose*) ou de la colite chronique.

**Colite chronique.** — C'est l'inflammation chronique de l'intestin. Elle est le résultat soit d'une constipation opiniâtre, soit d'un reliquat de dysenterie, surtout après les abus de calomel, soit de l'impression fréquente du froid sur le ventre (nuits froides des pays chauds).

*Symptômes.* — L'état général est satisfaisant, mais à la longue, l'amaigrissement, la pâleur terreuse et l'hypocondrie apparaissent. — Pas de fièvre. — L'appétit est diminué, la langue est continuellement un peu chargée, les digestions sont lentes, accompagnées de distension de l'estomac. Le ventre est peu ballonné, douloureux. Cette douleur est sourde, permanente et présente des accès sous forme de coliques, surtout au moment du passage des matières fécales, deux ou trois heures après le repas. — Dans une première période, il existe de la constipation, puis apparaît la diarrhée : selles liquides, contenant des glaires.

*Traitement.* — Eviter les lavements émollients, le froid sur le ventre à l'aide de la flanelle. — Plombières, Evian, Néris (si le malade est nerveux), Chatel-Guyon, Montmirail, Aulus, Capvern. Au moment des crises : bouillon, lait, eau albumineuse, œufs, eau rougie ; éviter les eaux alcalines ; grands bains chauds.

**De la constipation.** — La cause principale est la sédentarité. Elle est souvent le début de la colite chronique.

*Traitement.* — **Prendre** des herbes, épinards, fruits mûrs, pruneaux, raisins, miel, pain de son, pain d'épices, oranges, cure de raisins. Boire de l'eau, car plus on boit d'eau, plus la constipation diminue. Eviter l'eau calcaire, qui donne de la constipation, de même le lait pur, qui a la même action : prendre du café au lait. Le tabac diminue la constipation. Exercices de marche. Eviter la sédentarité. Eviter le navire et l'équitation. Se présenter tous les jours à la même heure, à la selle. Douche froide ou applications de linges froids sur le ventre. Grands lavements froids.

S'il existe de la dyspepsie, donner 5 à 6 grammes de sulfate de soude, tous les matins, dans un verre d'eau de Vichy chauffée. — Peu de purgatifs salins chez les sédentaires.

**Typhlite.** —Inflammation du cœcum, ou première partie du gros intestin. L'homme est plus prédisposé que la femme, l'adulte plus que l'adolescent, le vieillard et l'enfant.

Les corps étrangers qui séjournent dans le cœcum (constipation, etc.) appellent la typhlite.

Certaines maladies y prédisposent encore : fièvre typhoïde et dysenterie. La typhlite peut être la première manifestation locale de la tuberculose. Le froid est une cause déterminante réelle.

*Symptômes*. — Douleur plus ou moins subite au côté droit du ventre, irradiée vers la cuisse et les lombes ; sourde ou lancinante, spontanée ou provoquée par la marche qui devient très difficile. Ballonnement du ventre. Constipation souvent opiniâtre. Nausées et vomissements au début, soif, inappétence, fièvre au début.

La typhlite simple peut se terminer par la guérison en quelques jours. Il existe des typhlites à répétition. La tuberculisation intestinale avec diarrhée, hémorragies, succède dans certains cas à la typhlite.

*Traitement*. — Ventouses, sangsues. cataplasmes, liniments calmants au côté droit du ventre. — Huile de ricin. Eviter les purgatifs salins. — Deux grands lavements par jour d'un litre, à 38 degrés, contenant 5 grammes de borate de soude et trois cuillerées à café de la mixture suivante :

Teinture de benjoin  
Alcool camphré } de chaque 50 grammes

Lait, alcool. Repos. Régime de la constipation.

**Occlusion intestinale.** — Les signes de l'occlusion intestinale sont les mêmes que ceux de l'étranglement herniaire (sauf l'absence de hernie) : constipation absolue, même pour les gaz ; vomissements; douleurs horribles; altération des traits ; pouls petit; abaissement de la température; ballonnement du ventre.

*Traitement.* — Ne pas perdre trop de temps à essayer les différents moyens médicaux, surtout si les symptômes remontent déjà à quelque temps : pratiquer des lavements gazeux, avec le siphon d'eau de Seltz renversé. — L'occlusion intestinale relève presque toujours du traitement chirurgical : incision de la paroi abdominale, recherche et section de l'agent d'étranglement.

**Cancer du rectum.** — Affection se produisant surtout chez l'homme (à partir de cinquante ans environ).

*Signes.* — Constipation, d'abord peu marquée et toujours inaperçue chez la femme, puis plus intense (selles difficiles, pénibles, nécessitant l'usage répété des purgatifs et lavements), enfin excessive (efforts considérables de défécation accompagnés de douleurs irradiés dans l'abdomen, les lombes, les cuisses). La constipation alterne avec des débâcles de plus en plus espacées, à mesure que l'affection fait des progrès. Ecoulements glaireux, purulents, souvent striés de

sang, quelquefois hémorragiques. — Inappétence,
langue sale. Digestions lentes, pénibles, accompagnées
de nausées, quelquefois de vomissements. Ballonnement du ventre. Presque toujours les malades en
viennent à restreindre volontairement leur alimentation, afin de diminuer la fréquence des selles. Anémie,
amaigrissement, excitation nerveuse, teinte jaune
paille, prédisposition à la tuberculose.

Le cancer du rectum est fatalement mortel et sa
durée ne dépasse jamais deux ans.

*Traitement.* — Il doit être chirurgical avant tout.
Les opérations proposées sont nombreuses, et donnent
toutes des résultats médiocres ; elles sont surtout pal-
liatives ; rarement elles débarrassent complètement le
malade de son affection. L'opération la plus simple
consiste à pratiquer un anus contre nature, c'est-à-
dire à ouvrir l'intestin dans un point de son parcours,
et à l'aboucher à la plaie abdominale. — Les malades
évacuent par cet anus leurs selles, et sont ainsi débar-
rassés des douleurs de la défécation. L'avantage de
cette opération est encore de soustraire au cancer
l'irritation toujours produite par le passage à son
niveau des matières fécales.

**Ascarides et oxyures.** — Les ascarides et l'oxyures
sont des parasites de l'appareil digestif dans lequel ils
causent assez souvent des troubles importants. Le
teint pâle, des yeux bistrés, et parfois une déman-

geaison à l'anus sont des signes auxquels on reconnaît la présence des vers intestinaux. Pour les premiers, la santonine, le semen-contra. Pour les seconds, lavement d'eau salée froide ou de tabac. Les oxyures sont de beaucoup les plus désagréables par la sensation des démangeaisons qu'ils provoquent. Quelquefois, s'échappant de l'anus, ils remontent chez les petites filles jusque dans le vagin et sont souvent la cause d'habitudes de masturbation.

**Alcoolisme aigu.** — L'alcoolisme aigu survient accidentellement à la suite de l'ingestion de boissons alcooliques d'autant plus toxiques qu'elles sont fabriquées avec des essences. L'ivresse débute par une période d'excitation où le buveur manifeste ses sentiments d'une manière bruyante et exagérée suivie, au bout d'un temps plus ou moins long d'un état comateux. La durée de cet état est variable et dure quelques heures en général. On le fera cesser en faisant avaler à l'ivrogne un peu d'acétate d'ammoniaque dans un verre d'eau.

**Alcoolisme chronique.** — L'alcoolisme chronique s'établit lentement, insidieusement et d'autant plus rapidement que l'individu est faible et débile. De plus l'alcoolisme est relatif : chez certains de fortes quantités d'alcool ne produiront rien ; chez d'autres, au contraire, des troubles organiques apparaîtront au bout d'un temps assez court lors même que de très faibles quantités d'alcool auront été ingérées.

Les troubles organiques produits par l'organisme sont de deux sortes : troubles digestifs et troubles nerveux. Les troubles digestifs consistent pour l'alcoolique en une perte de l'appétit et en une sensation de brûlure le long de l'œsophage. De plus tous les matins, en se réveillant, l'alcoolique est pris de vomissements particuliers de matières liquides nommés pituites. A ces troubles s'ajoutent la congestion du foie, la cirrhose atrophique et la cirrhose graisseuse.

Les troubles nerveux sont le tremblement alcoolique, les accès de delirium tremens et les paralysies.

Le tremblement alcoolique a surtout lieu le matin et s'observe principalement aux mains. Ce tremblement est parfois si violent qu'il met les malades dans l'impossibilité de porter un verre plein à leur bouche

Les accès de delirium tremens surviennent dans la période aiguë de l'alcoolisme. D'une durée moyenne de trois ou quatre jours pendant lesquels on est quelquefois forcé de mettre au malade la camisole de force, la crise de delirium se termine sans danger, lorsque malade n'a pas de fièvre. Dans le cas contraire, la mort arrive fréquemment. Les troubles de sensibilité sont très communs chez les alcooliques. Ce qui domine le plus particulièrement, ce sont les hallucinations et les convulsions. Ces troubles nerveux ne s'arrêtent souvent pas là et l'on voit survenir fréquemment des paralysies.

Les phénomènes de la paralysie commencent de préférence par les membres inférieurs. Il y a d'abord abolition complète de la sensibilité, puis atrophie des membres et enfin paralysie. Fort douloureuse, cette maladie arrive presque d'emblée à son summum.

Bien que sa guérison soit toujours possible chez les alcooliques, elle est toujours longue à obtenir et nécessite la suppression totale des boissons. A cela on ajoutera comme traitement général le bromure de potassium et les potions de chloral dans les cas de delirium tremens.

**Intoxication par le mercure.** — L'intoxication par le mercure a deux origines ; ou bien elle a lieu par l'absorption de médicaments contenant des sels de mercure, absorption par la peau (friction à l'onguent mercuriel, injection au sublimé et lavages) et absorption par l'appareil digestif (calomel, protoiodure de mercure), ou bien elle est produite par le maniement même du métal par les ouvriers qui le travaillent. D'où la division de l'intoxication mercurielle en hydrargyrisme thérapeutique et hydrargyrisme professionnel.

Les phénomènes d'hydrargyrisme ne s'observent pas chez tous les individus qui ont employé le mercure et ne se manifestent pas chez tous avec la même intensité. Il y a comme une sorte de plus ou moins grande susceptibilité. Chez les uns, des phénomènes d'intoxication apparaîtront à la suite d'une simple friction à l'onguent napolitain; chez d'autres, au contraire, une médication mercurique suivie pendant des mois n'amène même pas de salivation.

L'hydrargyrisme aigu qui succède le plus ordinairement à l'emploi du remède contenant du mercure se manifeste d'abord par de la stomatite ou de la gingivite accompagnée de salivation abondante. Le malade, plongé dans un abattement profond, n'a plus ni appétit ni sommeil et il est en proie à la fièvre. Quelquefois les urines contiennent du sang. A noter aussi les éruptions qui surviennent au cours de l'intoxication. La peau se colore par endroit de taches d'un rouge vif. Puis des vésicules pleines d'un liquide incolore apparaissent à la place de ces taches produisant par leur rupture des petits ulcères très douloureux.

**Hydrargyrisme chronique.** — L'hydrargyrisme chronique est l'hydrargyrisme des professionnels. Le malade a l'haleine fétide, crache abondamment et ses dents déchaussées prennent une coloration brune particulière. Cette période de début, de courte durée, est suivie bientôt du tremblement des extrémités supérieures. Ces tremblements sont d'une guérison assez difficile par suite de leur ténacité et de leur persistance; quelquefois même ils ne disparaissent qu'au bout de plusieurs années.

Les contractions des mains et les paralysies partielles sont également à noter. Prise à temps et même à cette période, l'intoxication mercurielle peut être enrayée, et alors le traitement consiste plutôt en une hygiène convenable et surtout en une cessation absolue de tout travail. L'iodure de potassium qui, paraît-il, favorise élimination du mercure sera ordonné à la dose de 0$^{gr}$,750 à 1 gramme parjour. Si le malade persiste à ne pas se soigner, les accidents ne font que s'accroître. Les maxillaires se nécrosent, les facultés intellectuelles sont anéanties, l'intoxiqué arrive rapidement à un état voisin de l'idiotie.

**Intoxication saturnine.** — L'intoxication par le plomb ou intoxication saturnine est comme l'hydrargyrisme aiguë ou accidentelle et chronique. Les phénomènes d'intoxication accidentelle sont heureusement fort rares et ressemblent tellement par leur évolution à l'intoxication chronique que nous n'étudierons ici que cette dernière.

Le saturnisme chronique est fréquent chez les ouvriers qui manient le plomb, tels que les mineurs, les peintres en bâtiments, les ouvriers employés dans des fabriques de céruse.

Au début de l'intoxication, le malade est pâle, amaigri, les gencives décolorées présentent un peu au-dessous du collet de la dent un liseré bleuâtre caractéristique. L'haleine est mauvaise. Les coliques de plomb font ensuite leur apparition. Tantôt elles sont précédées de troubles digestifs comme perte d'appétit et constipation, tantôt elles sont brusques et causent au malade des douleurs intolérables.

A ces troubles viennent s'en ajouter d'autres qui sont d'origine nerveuse. Les malades ont de l'anesthésie ou de l'hyperesthésie de la peau, des douleurs articulaires et musculaires et de la paralysie siégeant aux mains. C'est la paralysie des muscles extenseurs des doigts fréquente chez les saturniens.

Le délire est fréquent chez ces malades et rappelle un peu par sa forme convulsive les accès épileptiformes.

Lorsque l'intoxiqué se soustrait rapidement à l'influence du poison, la guérison s'effectue assez rapidement. Mais lorsque l'amaigrissement et l'état anémique du malade sont arrivés au dernier degré, les accidents sont d'autant plus terribles.

Le traitement du saturnisme consistera à éliminer le plomb de toutes les manières possibles. Dans ce but, on ordonnera les vomitifs, les purgatifs, les diurétiques et les bains sulfureux.

# CHAPITRE XV

# MALADIES DE LA PEAU

**Herpès.** — L'herpès débute par l'apparition de taches congestives sur chacune desquelles se montrent, au bout de douze à vingt heures, un nombre variable de vésicules. Quatre à six jours après leur formation, ces vésicules se dessèchent et sont remplacées par de petites croûtes jaunâtres et assez adhérentes. Ces croûtelles tombent du 10e au 15e jour.

L'herpès labial est de beaucoup le plus fréquent. Il siège surtout à la lèvre supérieure. On le rencontre au cours de la fluxion de poitrine, de la méningite, de la grippe, etc.

L'herpès génital, chez l'homme, siège de préférence à la partie inférieure du prépuce, au niveau de la rainure. Chez la femme, l'herpès est plus rare, et se complique souvent d'un écoulement muco-purulent.

Chez l'homme, l'herpès génital récidive souvent. — L'éruption est toujours annoncée par une démangeai-

son intense qui cesse, dès que les vésicules apparaissent.
— Les poussées se succèdent à intervalles variés, mais
ordinairement de plus en plus éloignés. Leur réappa-
rition est favorisée par les excès de table, les excès de
coït et plus fréquemment encore par le coït avec des
femmes différentes.

*Traitement*. — Laver matin et soir les parties
malades avec de l'eau de guimauve boriquée, puis les
enduire de pommade à l'oxyde de zinc.

**Eczéma.** — L'eczéma se caractérise par la production de rougeurs congestives, à la surface desquelles
apparaissent un nombre considérable de petites vésicules difficiles à voir sans le secours de la loupe. Ces
vésicules remplies d'une sérosité transparente n'ont
qu'une existence éphémère, et se terminent par
rupture au bout de douze à vingt-quatre heures. Il
s'écoule alors une quantité variable d'un liquide,
alcalin, poisseux, empesant le linge. Au bout d'un
temps plus ou moins long, le suintement cesse. Les
téguments prennent un aspect lisse, luisant, vernissé ;
à peine formé, le mince vernis épidermique éclate, se
craquèle et se détache en lamelles fines, blanches,
d'étendue variable ; puis les lamelles cessent un
moment de se détacher ; la poussée eczémateuse est
terminée. — Les démangeaisons, dans l'eczéma, sont
toujours plus ou moins intenses.

L'eczéma peut se localiser sur la face (nez, lèvres),

7

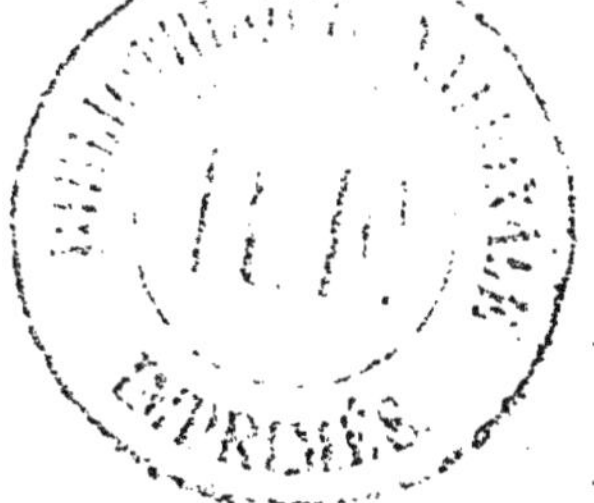

les organes génitaux, le tronc (le mamelon, l'ombilic) et les membres (jambes, bras, pieds, mains).

*Traitement.* — Le malade doit s'abstenir de café, d'eau-de-vie, de liqueurs, de vin, de viande de porc, de gibier, de salaisons, d'aliments épicés, de fromages salés, de choux, de choux-fleurs, d'asperges, de coquilles et de poissons de mer. — Cure à Royat. — Faire matin et soir des lotions et pulvérisations à l'eau de guimauve boriquée. — Applications de pommade à l'oxyde de zinc. — Pour l'eczéma des membres, repos, et douches sulfureuses froides.

**Psoriasis.** — Le psoriasis est caractérisé par des lamelles blanchâtres, sèches, épaisses et adhérentes ; si on gratte avec l'ongle les surfaces malades, elles prennent une coloration plus blanche. Si l'on enlève, en grattant, les différentes couches de lamelles, là peau apparaît rouge, lisse, criblée de petits points saignants.

Le psoriasis offre une prédilection marquée pour les coudes, les genoux et la racine des cheveux. Il ne démange guère, et est plus commun chez l'homme que chez la femme. Il apparaît rarement au-dessous de huit ans et au-dessus de quarante, et procède toujours par poussées. — Il est assez souvent héréditaire.

*Traitement.* — Le malade enduit les parties malades de savon noir, avant de se coucher, et garde le savon en contact avec les téguments pendant toute la nuit.

Le lendemain, il prend un bain alcalin dans lequel il se savonne pour faire tomber les lamelles. Puis, deux fois par jour, il se frictionne avec de la pommade à l'huile de cade. — Prendre deux bains alcalins par semaine, au moins.

**Acné.** — L'acné vulgaire est caractérisé par des papules rouges dont le sommet se recouvre le plus souvent, de pustules. Celles-ci se rompent ou se déssèchent, puis les papules s'affaissent et laissent à leur place des taches vineuses disparaissant au bout de quelque temps. — C'est une affection de la face et des parties antérieures et postérieures de la poitrine. — Elle est fréquemment liée à des troubles digestifs. —

*Traitement.* — S'abstenir de café, liqueurs, vin, aliments épicés et fromages salés. — Matin et soir, savonnage au savon noir, puis lotions à l'eau chaude. Dans la journée, recouvrir les parties malades de pommade à l'oxyde de zinc. — Bains sulfureux. Saison à la Bourboule. — Le séjour au bord de la mer doit être contre-indiqué.

**Urticaire.** — Caractérisée par des plaques saillantes, de nombre et de volume variables, arrondies ou irrégulières, isolées ou réunies, blanches au centre, et d'un rouge plus ou moins vif à la périphérie. — Elles sont précédées par une démangeaison toujours assez intense qui persiste après qu'elles ont apparu. Ces plaques ont une durée essentiellement courte, de quelques heures à deux ou trois jours ; avant de disparaître, elles laissent souvent à leur place une tache rosée qui pâlit très rapidement.

L'urticaire aiguë succède en général à l'ingestion de certains aliments (moules, charcuterie) et débute en général pendant la nuit.

*Traitement.* — Alimentation légère ; purgatif salin (sulfate de soude, 30 gr.). Application de poudre d'amidon.

**Pelade.** — La pelade consiste dans une calvitie habituellement localisée et se traduisant par la présence de plaques lisses, éburnées et absolument glabres, Elle est contagieuse.

La pelade se montre tantôt localisée, tantôt généralisée. La pelade localisée se révèle par la production de plaques arrondies qui se développent d'ordinaire assez rapidement et à l'insu du malade. Le cuir chevelu apparaît luisant et décoloré.

La pelade généralisée amène la chute totale et rapide des cheveux.

Les cheveux sont secs, décolorés, atrophiés et s'arrachent facilement.

*Traitement.* — Isoler les malades.

Couper les cheveux (même chez la femme). Savonner la tête tous les matins, avec de l'eau chaude et du savon de goudron.

Application de pommade soufrée. — Maintenir les cheveux courts pendant toute la durée du traitement.

La pelade se termine presque toujours par la guérison, mais celle-ci peut se faire attendre des mois et même des années.

**Gale.** — Affection due à un insecte, l'acarus scabiei, qui peut siéger sous les couches superficielles de l'épiderme et s'y creuser plus profondément des sillons.

La gale est très contagieuse, mais la contagion ne se produit qu'à la suite d'un contact prolongé avec les individus atteints. Elle peut aussi se gagner par l'usage de vêtements appartenant à des galeux.

Elle débute par une démangeaison intense qui s'exagère pendant la première partie de la nuit, et le matin au réveil. Puis apparaissent des sillons rougeâtres à l'avant-bras, entre les doigts, au mamelon, sur la verge, mais jamais au visage.

Abandonnée à elle-même, l'affection a une durée indéfinie. Elle semble disparaître au cours des fièvres graves, mais se réveille lors de la guérison.

*Traitement.* — On fait faire un savonnage énergique au savon noir pendant un quart d'heure à une demi-heure. Ce savonnage est continué pendant une demi-heure à une heure dans un bain chaud, après que l'on frictionne tout le corps avec de la pommade soufrée qui doit rester sur les parties malades jusqu'au lendemain. — Le lendemain, le malade prend un bain d'amidon, et si les téguments sont irrités, il applique à leur surface de la pommade à l'oxyde de zinc recouverte de poudre d'amidon. Les vêtements et les couvertures sont désinfectés à l'étuve pendant la frotte.

# CHAPITRE XVI
## MALADIES NERVEUSES

**Ataxie locomotrice.** — Les principaux symptômes sont : les douleurs fulgurantes, qui surviennent par accès sous la forme d'élancements fugaces, et qui peuvent persister pendant toute la vie ; l'impossibilité de la station les yeux fermés ; la difficulté de la marche dans l'obscurité ; le dérobement des jambes (difficulté de descendre les escaliers) la démarche toute spéciale la jambe jetée avec force en avant et de côté retombe en frappant le sol du talon ; l'incontinence d'urine ; les pertes séminales ; les vomissements ; le rétrécissement de la pupille ; les vertiges, à l'occasion d'un mouvement brusque de la tête.

*Traitement.* — Cachets d'antipyrine petits fragments de glace à l'intérieur ; pointes de feu sur la colonne vertébrale, répétées tous les huit jours.

**Paralysie générale.** — Débute ordinairement de trente à quarante ans. Plus fréquente chez l'homme.

*Principaux symptômes.* — Tremblement de la langue et des lèvres ; tremblement rapide des mains ; difficulté de prononciation ; inégalité dans l'écriture (ratures, mots oubliés), délire ; hypocondrie, mâchonnement ; grincement des dents ; affaiblissement intellectuel.

*Traitement.* — Repos. Ecarter les causes d'excitation ; suppression de l'alcool, 2 à 3 grammes d'iodure de potassium par jour. Pointes de feu sur la nuque.

**Méningite aiguë.** — Elle s'annonce par des frissons intenses ; la fièvre est rapidement élevée ; **il y a de** l'insomnie et du délire.

Les signes caractéristiques sont : les maux de tête, très violents ; les vomissements alimentaires ; la constipation ; la raideur de la nuque ; la rétraction du ventre ; la rétention d'urine ; les convulsions que suit le cours se terminant lui-même par la mort.

La durée de la méningite varie de quelques heures à quelques semaines.

*Traitement.* — Calmants ; application de glace sur la tête.

**Hystérie.** — L'hystérie n'est pas une maladie nettement définie ; c'est un ensemble de symptômes qui peuvent revêtir des formes très variées. Nous allons énumérer les principaux :

1° Les points à situation variable, dont la compression légère fait naître l'attaque. Chez la femme il y a presque toujours un point dans l'aine (région de l'ovaire); chez l'homme le siège le plus fréquent est le testicule ;

2° Les troubles de la vue. Rétrécissement du champ visuel ;

3° L'abolition fréquente du goût ;

4° L'hypnotisme. Tout sujet susceptible de sommeil hypnotique est à coup sûr un hystérique.

Nous allons décrire une attaque d'hystérie :

Le malade perçoit tout d'abord une sensation douloureuse particulière ayant son point de départ au niveau de l'aine ou du testicule et remontant à la gorge en provoquant une sensation d'étouffement. L'attaque proprement dite débute alors. La tête, le tronc et les membres se raidissent, la mâchoire inférieure se contracte, les paupières présentent des oscillations rapides la respiration est bruyante ; puis le malade exécute une série de grands mouvements, fait l'arc de cercle fléchit le tronc ; enfin le délire termine l'attaque, délire parlé avec persistance des hallucinations et des illusions.

L'attaque d'hystérie n'est pas toujours aussi complète ; elle peut se borner soit à une attaque de convulsions, ou d'extase, ou de délire, ou de contorsions, ou de somnambulisme, ou de sommeil.

*Traitement*. — Hydrothérapie. Douches de 12 à

15 degrés, en jet brisé sur le tronc et les membres, et pas sur la tête, pendant plusieurs mois. Donner des ferrugineux.

La suggestion faite à l'état de veille ou pendant le sommeil hypnotique réussit très souvent à faire disparaître des attaques hystériques.

**Epilepsie.** — L'épilepsie débute dans le plus grand nombre des cas, de sept à treize ans, quelquefois à partir de la première enfance.

L'attaque d'épilepsie commence par une perte de connaissance subite, absolue. Le malade est pâle, tombe et pousse un cri strident. Les membres et le corps se raidissent, la langue est mordue, la face est rouge, le malade est insensible ; puis après quelques secondes, des secousses agitent tous les membres, l'écume sort de la bouche, la respiration est haletante, il y a émission d'urine, enfin le malade tombe dans le coma et s'endort. L'attaque a duré de quatre à cinq minutes.

*Traitement.* — Hydrothérapie (douches en jet). Pas d'alcool, ni de café, ni de tabac. 3 à 4 grammes de bromure de potassium par jour.

**Neurasthénie.** — Début dans l'adolescence, ou chez l'adulte, à la suite d'émotions morales, de travail cérébral doublé d'inquiétude.

Les principaux symptômes sont :

Une sensation douloureuse vague, mal définie siégeant à la nuque ; des maux de tête fréquents exagérés par le travail intellectuel, des bourdonnements d'oreille ; une diminution de la force musculaire ; des vertiges sans chute ; des digestions lentes, laborieuses, de la constipation ; des palpitations fréquentes et douloureuses au moindre effort ; des douleurs névralgiques ; de l'insomnie ; des pertes séminales ; de l'hypocondrie.

La durée est variable. Deux à trois mois ou plusieurs années. Suicide rare.

*Traitement*. — Repos d'esprit et de corps. Eviter les excitants. Douches en jet brisé à la température de 12 degrés, de courte durée. Bromure de potassium 3 grammes par jour, le soir en se couchant.

**Chorée. Danse de Saint-Guy.** — Débute lentement, progressivement et sans fièvre.

On remarque des mouvements involontaires incoordonnés, continus survenant progressivement dans un membre (le bras ordinairement) puis se généralisant et pouvant atteindre la face (grimaces) et la langue. Ces mouvements disparaissent pendant le sommeil. Il y a de l'instabilité, de l'inattention, de l'inaptitude au travail.

Dure de six semaines à deux mois. La guérison est habituelle, mais les récidives sont fréquentes.

Peut survenir au cours d'une grossesse et devient plus grave.

*Traitement* — Ferrugineux, hydrothérapie ; liqueur de Fowler ; repos.

**Sciatique.** — Rarement avant quarante ans , et surtout chez les hommes. Début soudain, alitement d'emblée.

Il y a de la douleur au repos, ou pendant la marche seule. Cette douleur est plus ou moins continue, lancinante, est particulièrement réveillée à l'occasion d'un mouvement, et se propage vers les reins.

Le malade prend un point d'appui sur la jambe saine et fléchit légèrement la jambe malade en ramenant et er faisant tourner la cuisse en dedans, d'où claudication, crampes ; secousses fatigantes.

Dure en général de un à deux mois.

*Traitement.* — Vésicatoire de 15 centimètres de longueur sur 5 de largeur, à la partie postérieure de la cuisse. Applications répétées de pointes de feu (tous les 8 jours). Repos, 1 à 2 grammes d'antipyrine contre les accès douloureux. Bains prolongés. Siphonage au chlorure de méthyle.

**Migraine.** — La migraine débute après une fatigue, une impression vive, ou sans cause.

Les troubles visuels, variables en intensité présentent un des caractères suivants : léger brouillard devant les yeux ; perception de la moitié des objets ; cécité complète, sensation de zone de feu dentée, de serpent qui tend à occuper tout le champ visuel.

La céphalalgie (maux de tête) occupe ordinairement la région du front, quelquefois la moitié de la tête. Bâillements, pâleur, nausées, vertige. Les vomissements marquent la fin de l'accès.

L'accès ne dépasse pas habituellement quelques heures. Il est suivi de lassitude, d'abattement.

Les accès peuvent se répéter pendant toute la vie.

*Traitement.* — Pendant l'accès, l'inclinaison de la tête réussit quelquefois. Antipyrine à la dose de 1 ou 2 grammes.

**Crampe des écrivains.** — La principale cause de cette affection est la fatigue résultant de la répétition de certains mouvements ; la main droite est en général seule atteinte, au moins au début.

Le malade s'aperçoit un beau jour que ses doigts se raidissent lorsqu'il tient la plume ; il interrompt son travail, les accidents disparaissent, mais se montrent de nouveau dès qu'il essaye de le reprendre ; l'écriture devient tremblée, irrégulière, le malade n'est plus maître des mouvements des doigts que nécessite l'action d'écrire. Ces troubles sont d'abord passagers, ils disparaissent pendant le repos et même dans les mouvements de la main autres que ceux nécessités par l'action d'écrire ; mais bientôt, surtout si les malades s'obstinent à écrire, les troubles s'exagèrent et accompagnent la plupart des mouvements de la main.

Dans quelques cas, l'impotence fonctionnelle de la main se complique d'un mouvement de la tête. Dès que les malades prennent la plume pour écrire, la face est entraînée à droite ou à gauche.

Lorsque les malades essayent de se servir de la main gauche pour écrire, la crampe et l'impotence fonctionnelle gagnent assez souvent l'extrémité gauche.

Maladie très difficile à guérir, non grave en ce sens que la vie n'est pas menacée, mais amenant une infirmité gênante.

*Traitement.* — Changement de profession, éviter autant que possible les mouvements qui provoquent les spasmes ; mouvements méthodiques, massage électricité (les deux pôles doivent être appliqués sur la colonne vertébrale). Arsenic (?), strychnine.

# CHAPITRE XVII

# CHIRURGIE GÉNÉRALE

**Brûlures.** — 1<sup>er</sup> degré : rougeur mal limitée de la peau, disparaissant par la pression. Ne laisse pas de trace, et disparaît vite.

*Traitement.* — Bains locaux adoucissants.

2<sup>e</sup> degré : ampoules très douloureuses. Laisse quelquefois à sa suite une dépression cicatricielle légère.

*Traitement.* — Percer obliquement l'ampoule ; pansement ouaté.

3<sup>e</sup> degré : toute la peau est atteinte : plaque gangréneuse noire entourée d'une zone blanche qu'entoure une zone rouge. Cicatrices irrégulières à brides. Grande gravité. Douleurs, abattement, état presque comateux. — Pansement à la vaseline boriquée renouvelé tous les quatre jours. Complications fréquentes, diarrhées dysentériformes, pleurésie, érysipèle, hémorragies.

4° degré : les muscles, les vaisseaux, les nerfs, l'os même sont atteints.

*Traitement.* — Amputation.

**Insolation.** — Début tantôt par perte de connaissance, tantôt par soif, chaleur, tendance au sommeil, céphalalgie, nausées vomissements, faiblesse des jambes et évanouissement. Plus tard, pâleur de la face, fièvre, convulsions. Mort rapide ou retour à la santé en un à huit jours (quelquefois folie ?).

*Traitement.* — Mettre le malade à l'ombre, le déshabiller, appliquer sur la tête de l'eau très froide ou de la glace. Inhalation d'éther.

**Furoncle.** — Infection locale de la peau, greffée souvent sur un état général (exemple, diabète).

*Symptômes.* — Elevure rouge, douloureuse, dont le sommet se gangrène et laisse échapper bientôt un bourbillon de pus. — La guérison survient ensuite le plus souvent. Les furoncles se sèment; ils sont fréquents surtout à la nuque, à la fesse.

*Traitement.* — Compresses de sublimé recouvertes d'un taffetas gommé pour faire une sorte de cataplasme.

**Anthrax.** — Amas de furoncle. S'observe de préférence chez les diabétiques, les goutteux, les convalescents de maladies infectieuses.

*Symptômes*. — Fièvre, céphalalgie. — Masse plus ou moins étendue, rouge, douloureuse, dure à la pression ; le centre se gangrène, et il reste un cratère qui se cicatrise lentement et marche à la guérison.

*Traitement*. — Alcool et calmants. — Pulvérisations d'eau phéniquée répétées plusieurs fois par jour.

**Tétanos**. — Complication infectieuse des plaies, caractérisée par des phénomènes nerveux (contraction permanente et douloureuse avec redoublements convulsifs qui commence dans les muscles de la mâchoire et de la nuque pour gagner bientôt la plupart des muscles des membres.

Fièvre élevée ; intelligence intacte.

Mort presque inévitable. Plus le tétanos se prolonge (10, 15, 20 jours), plus on doit espérer la guérison.

*Traitement*. — Isoler le malade, le mettre dans l'obscurité exiger de lui l'immobilité et le calme, l'entourer de ouate ; alcool, chloral à hautes doses (8, 10, 12, 20 grammes en vingt-quatre heures).

**Adénite**. — Inflammation de ganglions lymphatiques se traduisant par la présence de petites tumeurs sous-épidermiques.

Les adénites s'observent de préférence au pli de l'aine, au creux de l'aisselle, à la région cervicale et sous-maxillaire.

8

Lorsque l'adénite est consécutive à un abcès, phlegmon, chancre mou, etc., elle est généralement douloureuse et il y a tendance à la suppuration.

Dans les cas de cancer, tuberculose, syphilis, les adénites sont rarement douloureuses et rarement suppurées.

Comme traitement, applications de teinture d'iode, d'onguent mercuriel belladoné. Si l'adénite suppure, il faut appeler le chirurgien.

# CHAPITRE XVIII
# CHIRURGIE DES RÉGIONS

## MEMBRE SUPÉRIEUR

**Luxation de l'épaule.** — La luxation de l'épaule est caractérisée par l'aplatissement du moignon de l'épaule, et la saillie dans l'aisselle de la tête de l'os du bras. Le malade ne peut pas mettre la main sur la tête, ni rapprocher le coudre du corps.

*Traitement.* — Rapprocher le coude du tronc, le porter en arrière et fléchir l'avant-bras; puis faire tourner en dehors le coude sans lui faire quitter le tronc, porter le coude en avant et en hauteur le maintenant dans la rotation en dehors, enfin lui imprimer un mouvement brusque de rotation en dedans.

Le bras, une fois la luxation réduite, doit être tenu dans une écharpe, pendant une huitaine de jours. — Puis, au bout de ce temps, permettre au malade quelques mouvements doux ; au bout de vingt-cinq jours seulement, laisser toute latitude pour les différents mouvements.

**Fracture du bras.** — Douleur au niveau du point fracturé ; gonflement, épanchement sanguin. Le membre est déformé: cela tient à un déplacement des fragments qui chevauchent l'un sur l'autre et produisent ainsi un raccourcissement.

*Traitement.* — Immobilisation pendant un mois au moins, au moyen d'une gouttière allant à la racine du membre à la main, coudée au niveau du coude en demi-flexion.

**Fracture des deux os de l'avant-bras.** — Le signe capital de cette fracture est l'effacement de l'espace interosseux, déterminant le rapprochement des deux os et l'arrondissement de l'avant-bras. Douleur; épanchement sanguin.

*Traitement.* — Immobiliser au moyen d'une gouttière, le coude étant plié. — Maintenir l'écartement de l'espace interosseux au moyen de compresses graduées sur les deux faces de l'avant-bras. — Ne pas trop serrer, la gangrène étant dans ce cas, une complication fréquente.

Lorsqu'il n'y a fracture que d'un seul os, la conduite à tenir est la même.

**Fracture du poignet.** — La cause est une chute

sur la paume, la main ouverte. Le poignet est arrondi et présente une déformation en dos de fourchette, la main est projetée en dehors.

*Traitement.* — Deux attelles : l'attelle antérieure ne dépassant pas le poignet, la postérieure n'atteignant pas le milieu de la main. Retirer l'appareil au bout de quinze jours et imprimer des mouvements doux. A cette époque, massage et hydrothérapie.

**Panaris.** — Douleur du doigt, gonflement, rougeur.

Etat général : fièvre, insomnie.

*Traitement.* — Pas de cataplasme. — Le panaris doit être incisé dès le début, et recouvert de pansements phéniqués renouvelés tous les jours ; entre chaque pansement, bain de doigt d'une heure dans l'eau phéniquée.

Le panaris du pouce et du petit doigt doivent être particulièrement surveillés, car ils ont tendance l'un et l'autre, plus que ceux des autres doigts, à se propager au bras.

## MEMBRE INFÉRIEUR

**Luxation de la hanche.** — Elle est caractérisée par la flexion de la cuisse et sa rotation en dehors. La fesse est aplatie; il est impossible au malade d'écarter la cuisse.

*Traitement*. — Fléchir la cuisse, l'écarter, puis la renverser en dehors. — Aussitôt après, laisser le malade au repos, pendant quinze jours environ.

**Coxalgie.** — Affection tuberculeuse de la hanche. — Trois périodes :

1° Claudication ; douleur au genou, à la partie postérieure de la cuisse ; diminution des mouvements ; atrophie de la cuisse.

2° La cuisse est fléchie et portée en dehors. Le membre paraît allongé ; douleurs nocturnes réveillant le malade.

3° La cuisse se porte en dedans. Il peut se produire des abcès à cette période, surtout vers le dixième et le quinzième mois.

*Traitement*. — Repos au lit ; le malade doit rester couché sur le dos, pour le moins deux ou trois mois. — Faire en même temps de l'extension continue, c'est-à-dire tirer sur le membre malade au moyen d'un poids de 3 à 4 kilogrammes.

Traitement général de la tuberculose.

**Fracture de la cuisse.** — Douleur, épanchement sanguin, déformation du membre et raccourcissement à la mensuration. De plus le genou est volumineux et douloureux, son articulation contient de l'eau (hydarthrose). — La durée est de vingt jours chez l'enfant de quarante-cinq à soixante chez l'adulte.

*Traitement*. — Immobiliser la cuisse au moyen d'un appareil quelconque, plâtré, attelles avec bandes, et le laisser en place un mois au moins. Il peut y avoir après un peu de raccourcissement du membre, mais chez l'enfant, il disparaît par la croissance.

**Fracture de la rotule.** — Le plus souvent, la cause est directe ; c'est en faisant un effort pour ne pas tomber que le malade se fracture la rotule. Quelquefois aussi, cette fracture est due à un coup directement porté sur le genou (coup de pied, de bâton, de cheval).

*Signe capital :* Il existe au genou, sur l'os, une gouttière transversale qui sépare les deux fragments.

*Traitement*. — Immobiliser simplement le membre avec un bandage un peu compressif au niveau du genou. On peut autoriser la marche au bout de quinze jours ; massage, douches sulfureuses froides au niveau du genou.

**Tumeurs blanches.** — Se développent chez un tuberculeux ou un scrofuleux. Il n'y a au début qu'une douleur sourde, n'apparaissant d'abord qu'à la suite de fatigues, puis devenant continue, augmentant par es mouvements. La peau est chaude, blanche, lisse, avec des veines bleues qui la parcourent en assez grand nombre, au niveau du genou.

Guérison possible par ankylose du genou. — Plus fréquemment, mort, par infection tuberculeuse généralisée.

*Traitement.* — Toniques; huile de foie de morue bains de mer. Immobilisation; pointes de feu profondes. Souvent le médecin se voit obligé de recourir à l'amputation.

**Fractures des deux os de la jambe.** — Déformation, épanchement sanguin, douleur, impossibilité de la marche, déviation de l'axe de la jambe. — De plus, hydarthrose du genou (articulation gonflée, remplie de sérosité aqueuse).

*Traitement.* — Immobiliser dans une gouttière plâtrée; la confection de cette gouttière ne peut être effectuée que par un médecin. — Trente à trente-cinq jours sont nécessaires pour la consolidation ; au bout de ce temps, l'appareil sera enlevé; les articulations seront raides ; le massage et l'hydrothérapie leur rendront leur souplesse.

**Varices.** — Varices profondes. — Augmentation de volume ; empâtement du membre, gonflement le soir au niveau des chevilles. Démangeaisons, sueurs, crampes.

Varices superficielles. — Mêmes signes ; de plus, les dilatations bleuâtres caractéristiques peuvent aller jusqu'à former de véritables tumeurs.

*Traitement*. — Position horizontale du membre. Bas élastiques. — Complication : ulcère variqueux.

**Ulcère variqueux.** — Dû à une cause légère : excoriation, furoncle, grattage, plaie.

Une fois formé, l'ulcère a les signes suivants : lèvres boursouflées, taillées à pic; fond grisâtre, saillies rouges, dépressions remplies d'une matière blanchâtre. — Persistance indéfinie; alternatives de mieux et de récidives à la moindre cause.

*Traitement*. — Repos horizontal, la jambe un peu élevée. Diachylon; application d'une bande élastique très modérément serrée. Greffes épidermiques ; enfin, dans le cas d'ulcère étendu rebelle, amputation.

**Entorse.** — Gonflement, épanchement sanguin, douleur, impossibilité de la marche.

Durée de trois jours à un mois.

*Traitement*. — Massage.

**Ongle incarné.** — De treize à vingt-trois ans en général. Frappe de préférence le gros orteil surtout sur son bord externe. Il débute par la douleur, exaspérée par la marche : gonflement, rougeur de la gouttière formée par le doigt et l'ongle.

*Traitement*. — Un peu de charpie, au début, dans la gouttière formée par l'ongle et le doigt, et repos. Si les lésions continuent, si des abcès se forment, le médecin devra recourir à l'opération.

**Tête.** — Fracture de la mâchoire inférieure.

*Signes capitaux.* — Perte du niveau des dents; mobilité anormale; douleur à la mastication.

*Traitement.* — Mettre une simple fronde sous le menton; condamner le malade au silence, et le nourrir avec un biberon.

Luxation de la mâchoire inférieure.

Impossibilité de fermer la bouche, projection du menton en avant, quand les deux côtés sont démis; s'il n'y en a qu'un : le menton est projeté du côté sain; la joue du côté sain est creuse, l'autre est aplatie.

*Traitement.* — Une fois la luxation réduite, maintenir avec une fronde, défendre de parler et nourrir au biberon.


**Colonne vertébrale.** — Fracture de la colonne vertébrale.

Déformation; douleur au point fracturé, paralysie des membres, émission involontaire d'urines et de matières fécales, quelquefois, si la fracture siège au niveau du cou, paralysie de la respiration et mort.

Gravité extrême.

*Traitement.* — Immobilisation sur un plan horizontal. (On glisse une planche sous le matelas.) Veiller à ce qu'il ne se forme pas de plaies à la partie inférieure du dos. On se trouvera bien, en pareil cas, de faire coucher le malade sur un matelas d'eau. Vider la vessie en cas de rétention.

**Poitrine.** — Fracture des côtes.

*Signe capital.* — Douleur quand le malade tousse ou fait de grandes inspirations.

*Cause.* — Choc direct.

*Durée de la consolidation.* — Vingt-cinq à trente jours.

*Traitement.* — Une simple serviette ou un bandage de corps, avec l'immobilité au lit suffisent.

**Abdomen.** — Des hernies.

Quel qu'en soit le siège, une hernie présente les signes suivants :

Forme arrondie, en gourde souvent, produisant un relief de la peau quand le malade tousse ; mollesse, augmentation par la toux, gargouillement quand la hernie rentre.

La gêne est très variable, et dépend surtout du volume de la hernie. La douleur est très variable aussi. Elle se rencontre surtout au moment de la production de la hernie, et plus tard dans les cas de compression par un mauvais bandage.

Les troubles digestifs sont vagues et inconstants.

*Traitement.* — Une hernie constitue à la fois une infirmité et un danger. — On peut, pour les combattre, choisir entre les deux moyens suivants :

1º Un bon bandage : faire rentrer complètement la hernie, placer le bandage bien exactement sur l'orifice herniaire. Faire mettre le malade dans la position accroupie et lui dire de pousser comme pour aller à la selle, ou bien le faire tousser. Le bandage ne doit point bouger de place dans cette manœuvre et ne doit point laisser sortir la hernie. Bien veiller à ce qu'il ne serre pas trop.

2° L'opération : n'y recourir que quand la hernie ne rentre pas, est douloureuse, ou gêne par son volume ou par son siège.

Une hernie peut guérir spontanément; c'est rare. Elle peut rester dans le « *statu quo* », c'est rare aussi si le malade ne porte pas de bandage.

Enfin, elle peut s'étrangler; c'est là le point noir perpétuel.

**Hernie étranglée.** — Les grands signes de l'étranglement sont :

Une constipation opiniâtre : ni les matières ni même les gaz ne sont rendus par l'anus.

Des vomissements : d'abord alimentaires, puis bilieux, fécaloïdes, c'est-à-dire analogues comme couleur à des matières fécales, de saveur et d'odeur horribles.

Le ballonnement du ventre.

Le hoquet.

L'abaissement de la température du malade.

Toute hernie étranglée abandonnée à elle-même se termine invariablement par la mort.

*Traitement.* — Un bain prolongé suffit dans certains cas. Essayer de faire rentrer la hernie; une piqûre de morphine facilite souvent cette rentrée ; enfin et surtout l'opération qui ne doit pas se faire, autant que possible, plus de quarante-huit heure après les premiers signes.

Les hernies peuvent avoir un siège variable :

1° Dans l'aine, ce sont les hernies inguinales, qui peuvent tomber dans les bourses ;

2° Dans la partie supérieure de la cuisse ; ce sont les hernies crurales, qui en grossissant remontent au-dessus du pli de l'aine. Elles sont fréquentes chez la femme ;

3° Au nombril ; ce sont les hernies ombilicales ; elles sont le plus souvent congénitales.

Les autres variétés de hernies, nombreuses encore sont trop rares pour être décrites ici.


**Hémorroïdes.** — Varices des veines de l'anus.

Elles peuvent être externes ou internes.

Les hémorroïdes externes siègent à l'orifice anal.

Les hémorroïdes internes occupent l'intérieur de l'intestin au-dessus de l'anus.

*Symptômes.* — L'attention du malade est le plus souvent attirée par des phénomènes sous forme de crises ; gêne, démangeaisons, douleurs, écoulement sanguin surtout pendant les selles.

L'hémorroïde externe se présente sous la forme d'une tumeur violacée, adhérente à l'anus, flasque ou turgescente, suivant qu'il existe une période de calme ou une crise.

L'hémorroïde interne n'est pas toujours visible. Lorsqu'elle est visible au dehors, elle peut rentrer avec plus ou moins de facilité, et présente les mêmes signes que l'hémorroïde externe.

*Traitement.* — Eviter la constipation. Hygiène alimentaire : légumes verts, pas d'excitants. — Le traitement chirurgical consiste à faire l'ablation des hémorroïdes au fer rouge, et, ne doit être effectué qu'au cas où la douleur et le flux sanguin prennent une importance trop considérable.

**Abcès du sein.** — Produit par une gerçure pendant les suites de couches et la lactation.

Il peut être petit, limité à l'aréole et à la peau voisine, indépendant du sein qui reste mobile; ou bien volumineux, contenant du pus en quantité, accompagné de douleurs vives, d'élancements, de rougeur, de fièvre, et intéresser un tiers ou la moitié du sein.

*Traitement.* — Ouverture du bistouri de l'abcès. Evacuation totale du pus en pressant sur le sein. Puis laver la cavité avec une solution de sublimé. — Par-dessus, pansement iodoformé et ouaté.

# CHAPITRE XIX

# GYNÉCOLOGIE

---

**Troubles de la menstruation.** — 1° Aménorrhée. C'est l'absence de menstruation.

*Causes.* — Hygiène défectueuse; maladies diverses (anémie, chlorose, diabète, alcoolisme, tuberculose, obésité); convalescence des maladies; influences morales; refroidissements brusques; grossesse et lactation.

*Traitement.* — Les médicaments dits emménagogues n'ont pas d'effet. Toniques et hydrothérapie.

2° Ménorrhagie. C'est l'exagération de l'écoulement menstruel.

*Causes.* — Fièvres, puberté, défloraison, cancer de l'utérus, métrite.

*Traitement.* — Repos au lit; lavements laudanisés, injections chaudes à 45 ou 50°.

**Métrite.** — C'est l'inflammation de l'utérus (matrice).

*Causes.* — Infection puerpérale qui passe souvent inaperçue parce qu'elle est légère ou qu'elle se produit à la suite d'un avortement précoce et ignoré; blennorrhagie; lymphatisme, grossesse.

*Symptômes.* — Pertes blanches et troubles de la menstruation; douleurs sourdes; pesanteur dans le ventre; dyspepsie, palpitations, anémie, névralgies. — Dans quelques cas, il peut y avoir hémorragie. La métrite est une affection chronique qui peut durer très longtemps.

*Traitement.* — Injections vaginales très chaudes; éviter la constipation, les fatigues excessives, les secousses des voitures mal suspendues. Repos horizontal. Chaque soir, après une injection, la malade placera elle-même au fond du vagin un tampon de coton glycériné; toniques, reconstituants.

**Prolapsus utérin.** — Vulgairement descente de matrice.

*Causes.* — Coïncide souvent avec les hernies; la plupart des femmes qui ont une descente de matrice se sont levées très peu de jours après leur accouchement, au lieu de rester au lit le temps nécessaire.

*Symptômes.* — Douleurs; pertes blanches, constipation. Il existe des cas où l'utérus est suffisamment abaissé pour apparaître à la vulve, et même saillir entièrement hors des organes génitaux.

*Traitement.* — Replacer la matrice à l'aide des doigts, et la maintenir soit à l'aide d'injections astringentes, soit avec un tampon, soit avec un pessaire, instrument spécial formé d'un anneau de caoutchouc et qui ne peut être placé que par le médecin. — En dernier ressort, opération.

**Cancer de l'utérus.** — Douleurs variables; hémorragies fréquentes; toute hémorragie génitale survenant plusieurs mois après le retour d'âge est un signe probable de cancer de la matrice.

Au bout d'un temps variable, anémie, cachexie, amaigrissement, troubles généralisés, mort.

*Traitement.* — Tout traitement cherchant à guérir, en ce cas, est illusoire. — Administrer à la malade des toniques, des reconstituants, faire des injections antiseptiques chaudes; piqûres de morphine. — Bien souvent l'opération est inutile.

# CHAPITRE XX

# OBSTÉTRIQUE

**Symptômes de grossesse.** — Menstruation sup-
primée ; nausées ; vomissements ; tendance au sommeil.
La face est pigmentée (masque des femmes enceintes) ;
les seins sont gonflés ; le ventre présente une augmentation de volume, des taches rouges (vergetures) et une
ligne brune médiane remontant jusqu'au nombril ; les
membres inférieurs ont des varices récentes.

**Principales maladies de la grossesse.** — Vomissements incoercibles.

Trois périodes : 1º amaigrissement : rejet de tous
les aliments sans exception ; urines rares, foncées ; pas
de fièvre.

2º Accélération du pouls ; fièvre. Les vomissements
continuent ; fétidité de l'haleine ;

3º Accidents cérébraux. Quelquefois, à ce moment,

se produit une amélioration trompeuse. La maladie arrivée à cette période est fatale.

*Traitement*. — Changement d'air, alimentation variée, alcool après les repas ; éther, eau de Vichy ou de Vals, champagne; lavage de l'estomac, purgatifs, inhalations d'oxygène, lavements alimentaires. En dernière ressource, le médecin devra pratiquer l'avortement.

**Avortement.** — Expulsion de l'œuf pendant les six premiers mois de la grossesse.

Toute hémorragie utérine se produisant pendant les six premiers mois de la grossesse doit éveiller l'idée d'avortement ; surtout si elle s'accompagne de douleurs de ventre et de reins intermittentes.

En général, dans les deux premiers mois, l'œuf est expulsé en entier, en un seul temps. Mais il est petit et difficile à voir au milieu des caillots rejetés en même temps par l'hémorragie.

Au troisième et au quatrième mois, la règle est, au contraire, que l'avortement se fasse en deux temps. Le fœtus a forme humaine ; il est presque toujours aperçu.

Au cinquième et au sixième mois, c'est véritablement un petit accouchement. Les causes les plus fréquentes de l'avortement sont : le traumatisme (chute, fatigue, surmenage, coït), la syphilis, la fièvre élevée et durant plusieurs jours.

*Traitement.* — Essayer d'arrêter la fausse couche : repos au lit absolu, lavements laudanisés plusieurs fois par jour (20 gouttes de laudanum de Sydenham pour 100 grammes d'eau).

Si le fœtus a été expulsé et que la délivrance soit restée (3ᵉ et 4ᵉ mois), exiger le séjour au lit et faire des injections vaginales antiseptiques chaudes, plusieurs fois renouvelées par jour. — Alcool, alimentation généreuse.

**Eclampsie puerpérale.** — Due à la présence de l'albumine dans les urines pendant la grossesse. — Avant aucune attaque, il n'est pas rare d'observer du gonflement des membres, de l'obnubilation de l'intelligence, de la céphalalgie, des troubles de la vue, et quelquefois des vomissements.

Nous allons décrire une attaque d'éclampsie :

La face est d'abord agitée de petits mouvements, elle est grimaçante ; la tête est inclinée plus souvent à gauche ; la bouche est entr'ouverte, la langue tremblotante, puis apparaît une raideur généralisée de tout le corps, suivie, au bout de quelques secondes, de convulsions intenses, de la tête aux pieds. Grimaces horribles, langue souvent mordue ; écume sanguinolente. Enfin, coma.

L'éclampsie détermine souvent l'accouchement prématuré.

*Traitement.* — Régime lacté absolu ; hydrate de

chloral en potions ou en lavements ; saignée ; respiration artificielle, inhalations d'oxygène.

**Soins au nouveau-né.** — L'enfant une fois expulsé des voies génitales est encore réuni à la mère par le cordon ombilical, que faire ?

Attendre pour lier le cordon que tout battement y ait disparu. S'occuper de suite des yeux de l'enfant. Laver les yeux très soigneusement avec du coton hydrophile trempé dans de l'eau boriquée.

*Ligature du cordon.* — Une seule ligature à quelques centimètres de l'ombilic ; pas de ligature du côté du placenta ; serrer très fort, surtout si le cordon est gras.

Bain chaud, nettoyage à la vaseline sur tout le corps, pansement du nombril avec un morceau de coton hydrophile, purement et simplement.

Si l'enfant est bien portant et bien constitué, le baigner tous les jours, le changer plusieurs fois par vingt-quatre heures, six fois en moyenne.

Si l'enfant est faible ou né avant terme, l'entourer de ouate, le mettre dans une couveuse, le stimuler avec des bains chauds, lui donner quelques gouttes d'alcool dans une cuillerée à café de lait.

Peser le nouveau-né tous les jours ; les deux ou trois premiers jours, il baisse de poids ; puis il doit augmenter de 20 grammes par jour en moyenne. Si le poids reste stationnaire ou s'il baisse, c'est que l'ali-

mentation est mal conduite ou insuffisante, ou c'est
que l'enfant est malade.

**Mort apparente du nouveau-né.** — Si l'enfant
une fois né ne crie pas, ne respire pas, s'il est inerte,
le frictionner, le flageller (fesses), l'immerger dans
un bain chaud sinapisé ou salé ; si la respiration ne
s'installe pas, faire l'insufflation soit de bouche à
bouche à travers un linge, soit avec des appareils
spéciaux.

**Délivrance.** — Après la naissance du fœtus et la
ligature du cordon, mettre la main sur le ventre et
attendre un bon quart d'heure, sans faire autre chose
qu'une injection chaude. Puis faire sur le cordon des
tractions très légères, tout en engageant la femme à
pousser. Aussitôt la délivrance effectuée, injection
d'eau chaude.

**Suites de couches.** — Les suites de couches doivent
être exemptes de fièvre. La température ne doit pas
atteindre 38 degrés.

La montée laiteuse se fait vers le troisième jour ;
les seins deviennent durs, volumineux, douloureux ; il
faut les soutenir avec du coton et un bandage de
corps ; laver les seins avec de l'eau tiède avant et après
chaque tétée. S'il existe des gerçures, lotionner le mamelon avec une solution de chlorhydrate de cocaïne à

1 pour 20, avant chaque tétée. Si la femme ne doit pas nourrir, soutenir simplement les seins ; la compression, les purgations, les tisanes sont inutiles. Laver les seins deux ou trois fois par jour avec une solution boriquée.

# CHAPITRE XXI

## MALADIES DU NOUVEAU-NÉ
### ET DE L'ENFANT DU PREMIER AGE

L'enfant est dit nouveau-né jusqu'au vingtième jour environ ; enfant du premier âge, du premier mois jusqu'à la fin du sevrage.

Le nouveau-né tend naturellement à reprendre l'attitude qu'il avait dans la matrice (genoux, hanches et coudes pliés). La tête tend à tomber en avant ou sur les côtés. Les yeux tendent à rester fermés ; il ne peut se tenir assis. La bouche est fermée et l'enfant respire librement par le nez, dont les ailes sont à peine mobiles.

Le premier mois, l'enfant esquisse peu à peu quelques mouvements volontaires légers de préhension des objets (sein de la nourrice), commence à soutenir la tête, ouvre les yeux, regarde la lumière, les objets, sourit ; à quatre mois, il commence à rester assis, il a des mouvements volontaires, devient éveillé ; à sept mois, il se meut ; à neuf, douze mois, il essaye de se tenir sur les jambes ; à un an, il marche doucement, se tient en équilibre. Peu à peu la marche se développe.

**Cri.** — Le premier cri vient à la naissance (impression désagréable de l'air). Le cri est sonore, soutenu, éclatant pendant l'expiration.

Cri de la faim. — Quand un enfant est bien réglé, le cri revient à heure fixe, toutes les deux ou trois heures. Quand il n'est pas réglé, l'enfant crie à toute minute.

Cri de douleur. — Ce cri ne cesse pas lorsqu'on donne le sein, qu'on change l'enfant de position ou qu'on le distrait, quand on l'expose à la lumière et que l'on exerce une pression sur le ventre. Ce cri est dû souvent à ce que l'enfant est trop serré ou a été exposé au froid.

Cri de colère. — Diminue ou cesse quand on distrait l'enfant, qu'on le change de position, qu'on l'expose à une lumière, ou quand on caresse soit le sommet de la tête d'arrière en avant, soit le dessous du menton ; souvent le rire apparaît. Quand le cri persiste, il faut allaiter, réchauffer, changer l'enfant.

**Sommeil et veille.** — Le nouveau-né dort presque toujours et veille peu ; il dort plus le jour que la nuit (influence du froid nocturne). L'insomnie vient de la faim, ou du froid, ou de l'humidité des langes. Le cri cesse et le sommeil revient dès que l'enfant a pris le sein ou que l'on a changé les langes, ou entouré l'enfant de boules chaudes (20°). La durée de chaque période de sommeil est environ de 2 à 4 heures. Les périodes de veille sont courtes, si l'enfant ne manque de rien. L'enfant doit être couché sur le côté.

Durant le sommeil, on remarque quelques mouvements brusques, saccadés, soit à l'occasion d'un léger bruit, ou de quelques rêves (rêve de succion). Le sommeil est calme, sans bruit. Au deuxième mois, l'enfant dort déjà moins et veille plus, même après la tétée ; puis il devient de plus en plus éveillé.

**Taille et développement.** —Un enfant de 3000gr. a une taille moyenne de 49 centimètres.

Accroissement de 4 centimètres pendant le 1er mois.

    —      4     —      —    2e    —

    —      2     —      —    3e    —

    —      1 à 1,5 centim. les mois suivants :

Total en première année, 19 centimètres.

    —     deuxième année,   9      —

    —     troisième année,   7      —

Puis, dans les dix années suivantes, 6 centimètres. La taille se double à six ans.

**Poids.** — A la naissance, le poids est de 3,250 gr. en moyenne. Le poids moyen des garçons l'emporte de 120 grammes sur le poids moyen des filles.

Pendant les trois premiers jours qui suivent la naissance, le poids s'abaisse, de 200 grammes environ en totalité. Le retour au poids initial a lieu au septième jour.

Augmentation journalière après le septième jour :

1er trimestre, en moyenne de 25 grammes par jour, 5,250 grammes, fin 1er trimestre ;

2e trimestre, en moyenne de 20 grammes par jour, 7,000 grammes fin 2e trimestre ;

3e trimestre, en moyenne de 15 grammes par jour, 8,500 grammes fin 3e trimestre ;

4e trimestre, en moyenne de 10 grammes par jour, 9,500 grammes fin 4e trimestre.

Donc, à six mois, l'enfant a doublé son poids ; à un an, il a triplé ; à sept ans, il a doublé son poids de un an (18 kilos) ; à quatorze ans, le poids est de 36 kilogrammes.

Le poids de l'adulte est vingt fois celui du nouveau-né.

Surveiller l'augmentation de poids. Elle n'a pas lieu si la mère a ses règles ou une affection des seins (abcès). La pesée est le meilleur signe de la santé de l'enfant. Peser tous les jours à la même heure avant la tétée, durant les deux premiers mois, puis tous les huit jours jusqu'à six mois, tous les quinze jours jusqu'à un an. Un enfant qui reste stationnaire ou qui n'augmente que d'une partie de poids journalier, est malade.

**Dentition.** — Elle diffère chez les enfants au sein et les enfants nourris au biberon ; chez ces derniers en effet, il y a retard ; de même si l'enfant est malade.

De 3 à 7 mois apparaissent les 2 incisives médianes inférieures. De 8 à 10 mois, apparaissent successivement les 4 incisives supérieures, médianes d'abords, latérales ensuite ; donc à 10 mois l'enfant a 6 incisives. De 12 à 14 mois, successivement les 2 incisives inférieures externes, et les 4 petites molaires internes, d'abord les supérieures, puis les inférieures. Après 2 ans, les 4 molaires externes (28e-34e mois), en tout, 20 dents de lait.

*Deuxième dentition.* — A 5 ans, apparaissent les quatre premières grosses molaires permanentes ; de 6 à 15 ans, les 20 dents sont remplacées par les dents permanentes, et 4 grosses molaires nouvelles poussent. A 20 ans, les 2 dernières grosses molaires ou dents de sagesse apparaissent. L'enfant nourri au biberon est en retard pour toute l'évolution dentaire, de 4 à 6 mois pour chaque dent.

L'éruption dentaire se fait silencieusement, ou est accompagnée de quelques signes (agitation légère, cris, salivation, doigts portés à la bouche, rougeur, gonflement, et douleur à la pression de la genci~ e), tout cesse dès que la dent apparaît.

Certains enfants, à la sortie de la dent, ont de l'insomnie, de la fièvre, des accès de convulsion, des vomissements ou de la diarrhée. A chaque dent, certains enfants ont souvent la même complication.

Le bain tiède est le meilleur moyen de calmer ces enfants ; on peut le renouveler. Mettre l'enfant à la diète relative s'il y a des troubles digestifs. La douleur locale est rapidement calmée par le massage et la friction de la gencive.

**Hygiène de l'enfant.** — Bain tiède tous les 2 jours de quelques minutes, le soir (2 à 3 minutes) suivi de friction. Changer l'enfant 2 à 4 fois par jour. Toilette de la région fessière. Saupoudrer avec de la poudre d'amidon ou de talc. Chez les enfants gras saupoudrer de même les plis, après lavages. Si l'enfant a de l'insomnie, bains à 3°,5.

*Maillot français.* — Bonnet large pour la tête. Pour la poitrine, chemisette de fine toile, fendue en arrière, descendant jusqu'à l'ombilic, recouverte d'une chemisette en flanelle ou en coton, ou en laine, petit fichu croisé. Laisser les bras libres dans de grandes manches puis recouvrir leurs mains, qui ne doivent jamais être froides, pendant les premiers mois. Ne pas trop serrer la poitrine. Protéger contre le froid, mais éviter l'immobilisation absolue.

*Application du maillot français de 1 à 4 mois.* Puis appliquer le maillot anglais. Des chemisettes pour la poitrine, mais pas de langes, qui emprisonnent les jambes. On se sert seulement de deux couches que l'on rabat sur le ventre, en passant entre les 2 cuisses. Bas de laine, chaussons, grande robe protectrice.

*Chambre.* — Aérée, avec cheminée, 16 à 18 degrés puis baisser progressivement. Ne jamais coucher un enfant dans le lit de sa mère ou de la nourrice, de même avec des animaux, chats ou chiens.

Tenir l'enfant dans un berceau. Ne pas fermer complètement les rideaux.

*Sorties.* Au bout de 8 jours en été, 15 jours (printemps et automne), un mois en hiver, l'après-midi.


**Convulsions.** — L'enfant fait des convulsions pour la moindre affection. Tel enfant a des convulsions dans toutes les maladies qu'il éprouve, tel autre est indemne de cette complication, purement individuelle. Plus l'enfant est jeune, plus il a tendance à faire des convulsions.

En présence de ce symptôme, chercher la cause dans tout : éruption dentaire, angine, urticaire de la nourrice, absorption d'alcool par la nourrice, vésicatoire, méningite.

Chaque accès de convulsion, quelle qu'en soit la cause, est accompagné de fièvre. L'enfant louche sous les paupières qui sont closes ; en les soulevant, on voit l'œil dévié en haut et sur le côté ; puis apparaît de l'agitation complète de la figure ; la bouche s'ouvre légèrement ; les traits se déforment, le bras reste raide ou est agité de convulsions. L'enfant se réveille en sursaut, pousse des cris, saisit le mamelon avec rapidité, puis le laisse échapper. La succion est impossible, la face devient grippée, les mâchoires sont serrées.

Entre les convulsions l'enfant est tranquille, somnolent, sa figure est pâle. Pendant la convulsion l'enfant a de la peine à respirer, sa face est rouge, puis bleuâtre, les lèvres sont couvertes de mousse.

*Traitement.* — Air frais, vêtements amples, grands bains tièdes d'une demi-heure de durée, ou bains sinapisés.

Si les convulsions se répètent, bromure de potassium, antipyrine. Dès que le calme est revenu, on suspendra l'administration de ces divers médicaments.

**Insomnie et terreurs nocturnes.** — L'enfant, en plein sommeil, se réveille 4 à 5 minutes, a peur, crie, devient pâle, puis se rendort. Il maigrit un peu, présente un cercle bistré autour des yeux, et s'endort après le repas. L'enfant est en général un dégénéré, fils d'alcoolique ou d'hystérique.

*Traitement.* —Bains tièdes (20 à 30 minutes). Bromure de potassium, chloral, antipyrine. Diminuer la tétée du soir.

# ENFANTS NÉS AVANT TERME

**Faiblesse congénitale.** — Il existe plusieurs variétés d'enfants débilités :

1° Les uns pèsent de 600 à 1000 grammes, sont venus à 6 ou 7 mois, ont 21 à 30 centimètres de long. Le corps est maigre, la peau mince, brillante, transparente, d'un rouge vermillon. Le visage est ridé, le corps est couvert d'un abondant duvet. Les ongles sont minces et n'atteignent pas les extrémités de la pulpe des doigts. Le cordon est inséré très bas ; le testicule n'est pas descendu dans les bourses.

2° D'autres pèsent de 1,000 à 1,500 grammes, ont 31 à 35 centimètres, et sont nés avant le huitième mois. La peau est maigre, présentant les mêmes caractères que plus haut. Poils moins abondants, développement plus marqué des ongles et du corps. Les testicules sont descendus incomplètement, surtout celui de gauche.

**Caractères généraux des débilités.** — Faiblesse de vitalité. Développement incomplet, refroidissement facile ; chute tardive du cordon (deuxième semaine) ; tendance aux hémorragies ; faiblesse de la voix, à timbre caractéristique. La bouche est sèche, sans salive, et se laisse envahir par le muguet. La digestion est lente et la diarrhée verte est fréquente. Ils conservent toujours une constitution fragile.

*Traitement.* — 1° *Chaleur.* Enveloppement ouaté ; boules d'eau chaude. Bains chauds à 37 degrés. Couveuse.

2° *Gavage.* L'enfant est trop faible pour prendre le sein, ou s'il tette il prend peu (5 à 10 grammes). On le nourrira à la cuiller (10 grammes de lait toutes les heures le jour, et toutes les trois heures la nuit). Plus tard 20 à 30 grammes toutes les deux heures. Si l'enfant a des difficultés pour avaler le lait, ou s'il existe un vice de conformation de la bouche, on emploiera le gavage avec une sonde en caoutchouc rouge. On délaye le lait qui sera bouilli ou stérilisé avec de l'eau sucrée à 3 p. 100.

| | | | |
|---|---|---|---|
| 1re semaine, | 1 partie de lait, | 4 | d'eau sucrée. |
| 2e — | — | 3 | — |
| 3e et 4e | — | 2 | — |
| Après le 1er mois | — | 1 | — |

On ne donne du lait pur qu'à la fin du sixième mois. L'enfant sera assis, pour éviter les vomissements. S'il vomit diminuer la quantité. Quand l'enfant est plus fort, alterner le gavage avec le sein. Supprimer progressivement le gavage, sauf à y revenir au moindre trouble digestif.

**Alimentation du nouveau-né.** — Normalement, l'enfant au sein ou au biberon doit prendre :

10

Le premier jour, 10 têtes de 5 grammes de lait. Chaque jour on augmentera de 5 grammes par tétée, et de 50 grammes par jour, si bien qu'en dix jours, l'enfant doit prendre 10 tétées de 50 grammes. Puis après le dixième jour jusqu'au deuxième mois, l'enfant prendra deux tétées la nuit, et six le jour. Huit tétées de 75 grammes, 600 grammes par jour. (Il faut habituer l'enfant à dormir la nuit, dès le début, avec deux tétées.)

Dès le deuxième mois, jusqu'au quatrième mois, l'enfant prendra deux tétés la nuit, une à minuit, l'autre à 4 heures du matin.

Dès le deuxième mois, 650 grammes par jour; 8 tétées de 80 grammes.

Dès le troisième mois, 700 grammes par jour; 8 tétées de 90 grammes.

Dès le quatrième mois, l'enfant prendra une tétée la nuit et 5 tétées le jour.

Quatrième mois 750 grammes par jour; 6 tétées de 125 grammes.

Cinquième mois 800 grammes par jour; 6 tétées de 135 grammes.

Dès le sixième mois, on supprimera peu à peu la tétée de la nuit.

Sixième mois, 850 grammes par jour; 5 à 6 tétées de 150 grammes.

On peut remplacer progressivement une tétée par une soupe contenant la même quantité de lait.

Dès le septième mois, l'enfant ne devra plus avoir sa tétée nocturne.

Un litre de lait en 4 à 5 fois. Soupes au lait.

Tout enfant bien portant doit être réglé. Tout enfant malade sera mis au lait exclusif, et on supprimera toute autre alimentation, s'il se présente des troubles digestifs.

La diète relative consiste en la diminution du nombre des tétées et de la quantité de lait. Un enfant atteint de troubles digestifs doit prendre à chaque tétée la quantité de lait que l'on donne à un enfant de la série immédiatement précédente. Un enfant de 4 mois sera mis au régime d'un enfant du troisième mois.

Tout enfant doit être nourri au sein. S'il y a impossibilité, quel lait donner ? Le meilleur est le lait d'ânesse, qui se rapproche, comme qualité, du lait de la femme. Mais il est souvent difficile de s'en procurer. On sera le plus souvent obligé d'avoir recours au lait de vache.

Ce lait sera coupé de la façon suivante : un tiers de lait pur et deux tiers d'eau, durant le premier mois. Moitié lait et moitié eau, après le premier mois jusqu'au sixième mois.

DU LAIT STÉRILISÉ. — Le lait privé de germes par la stérilisation est un des meilleurs moyens de nourrir les enfants, d'éviter et même de guérir les troubles digestifs.

Du lait bouilli. — Le lait coupé sera soumis à l'ébullition durant cinq minutes. Les germes sont ainsi tous tués.

Le lait bouilli et le lait stérilisé sont digérés comme le lait cru. Après chaque tétée, le biberon devra être démonté et nettoyé complètement à l'eau chaude.

**Muguet.** — Affection contagieuse (biberon, cuillers), se développant de préférence chez les enfants mal nourris, atteints de troubles digestifs ou de débilité.

*Symptômes.* — Sécheresse de la bouche qui devient rouge et douloureuse ; puis, vers le deuxième jour, apparition d'un semis blanc de points isolés ou réunis en plaques qui envahissent toute la bouche et le pharynx. La couleur est d'un blanc éclatant, et devient jaune ou brune à l'air. Ces dépôts blancs, surélevés, non lisses, mous, épaise ; s'enlèvent facilement, mais se reproduisent. — L'enfant souffre, refuse le sein, mâchonne, et cherche à expulser le corps étranger.

*Traitement.* — Bonne hygiène alimentaire. Nettoyer la langue avec un linge sec, laver la bouche avec de l'eau de Vichy.

**Diarrhées infantiles.** — Diarrhée verte (nouveau-né et enfant jusqu'au troisième mois). — On croit en général que plus une diarrhée verte est verte, plus elle est grave ; c'est absolument l'inverse : les diarrhées vertes graves sont les diarrhées vertes pâles.

*Traitement* — Ne pas agir vis-à-vis de cette diarrhée, tant que le poids de l'enfant augmente. Si, après quelques jours de durée, le poids baisse, le mieux est de modérer cette diarrhée. Ce qui paraît le mieux réussir est l'eau de Vichy tiède, un verre à bordeaux, un quart d'heure avant la tétée. Purgatif léger tous les quatre jours (calomel ou magnésie). Si la diarrhée persiste, donner un peu de tannin ; limonade lactique.

**Enfants après le deuxième mois.** — DIARRHÉE JAUNE. — Caractérisée par un nombre variable de selles-jaunes, liquides, de très mauvaise odeur. Pas de fièvre, ventre mou, normal, un peu sensible à la pression.

Elle est due à une alimentation par le lait altéré, au lait de la nourrice, ou à des aliments que l'enfant ne peut digérer.

*Traitement.* — Changer la nourrice diète relative ; limonade lactique.

**Choléra infantile.** — Affection spéciale de l'enfant du premier âge, qui a son maximum de fréquence l'été.

*Symptômes.* — Deux périodes.

1° Tantôt l'enfant est pris, en pleine santé, de troubles digestifs, brusquement et sans cause appréciable. Tantôt, au contraire, l'enfant est atteint, depuis un temps variable, d'une diarrhée simple, à laquelle brusquement succède la diarrhée caractéristiques, dite cholérique. — Les vomissements sont fréquents, mais peuvent manquer. Ils sont provoqués ou augmentés par l'ingestion de lait, d'où ce précepte de cesser toute alimentation tant que les vomissements existent. La diarrhée a pour signe essentiel son intensité, sa fréquence et son extrême fluidité. Elle est profuse, les langes sont toujours souillés, aqueuse, incolore ou légèrement jaunâtre, imbibant les langes, et ne contenant qu'une très petite quantité de substances solides. La bouche est sèche, la succion difficile, la soif très vive. La pression sur le ventre est douloureuse. L'enfant est agité, crie, remue, s'écorche les chevilles par le frottement ; on peut noter quelques convulsions. La fièvre n'est pas élevée.

2° La diarrhée et les vomissements provoquent rapidement, par suite de leur intensité, l'apparition de l'algidité (froid généralisé), qui aboutit plus ou moins vite à la terminaison fatale. — Les yeux s'excavent, semblent se retirer au fond de l'orbite, et sont entourés d'un cercle bistré, bleuâtre. Le visage est amaigri, pâle, le nez est effilé, la bouche enfoncée, les lèvres sont sèches et violacées. Les extrémités se refroidissent, l'enfant est somnolent, ne bouge plus, reste fixé dans son lit, la bouche et les yeux à demi ouverts, tout le corps est raide, la respiration est irrégulière, difficile, pénible, et bientôt le malade meurt dans cet état.

La durée totale de la maladie est courte, 2 à 3 jours, et presque toujours se termine par la mort.

*Traitement.* — Tout enfant atteint du choléra infantile sera mis à la diète absolue. On ne donnera à l'enfant qu'une petite quantité d'eau albumineuse, ou de thé, ou de bouillon dégraissé (100 à 200 grammes par jour), à l'effet seulement de calmer la soif, 10 à 30 grammes de rhum, cognac, glace. — Glace à l'intérieur, calomel. Grands lavements d'eau boriquée tiède. Bain chaud sinapisé, à 38°, de quelques minutes de durée, 2 fois par jour, matin et soir. Au sortir du bain, frictionner l'enfant avec une flanelle chaude et l'envelopper de linges chauds. Entourer l'enfant de boules d'eau chaude.

**Constipation.** — Fréquente chez les enfants au sein (durant les règles) ou élevés prématurément avec les farineux.

*Symptômes.* — Selles tous les 2 ou 3 jours, dures, sèches, souvent décolorées, avec des stries de sang à la surface. La défécation est pénible ; l'enfant crie, s'agite, devient violet, a quelques convulsions. Le sommeil est agité, entrecoupé de cris ; la langue est chargée, le ventre est dur.

*Traitement.* — Eau filtrée, bouillon avec une cuillerée à café d'extrait de Malt. Massage du ventre. Lavements froids (2 à 5 par jour), pas de lavements tièdes. Huile de foie de morue (1 à 2 cuillerées à café par jour), rhubarbe (20 centigrammes).

**Méningite aiguë.** — Peut être observée chez l'enfant du premier âge. Le début est lent : l'enfant refuse le sein, maigrit ; la fièvre s'allume ; quelques grimaces et quelques vomissements existent durant quelques jours, et les convulsions apparaissent avec une fièvre intense. — Les convulsions ont lieu plus ou moins fréquemment, et entre les accès il y a de la somnolence qui cesse au moindre bruit et au moindre attouchement.

La fièvre est très élevée, le regard est fixe, les paupières demi-closes, et les yeux perpétuellement agités, le cou est raide.

La durée est courte, de 24 à 48 heures, et ne dépasse pas 4 à 5 jours. La mort est fatale.

*Traitement.* — Bains tièdes ; glace sur la tête ; calmants.

**Coqueluche.** — Maladie contagieuse caractérisée principalement par une bronchite catarrhale, accompagnée de quintes de toux violentes et constituées par une série d'expirations brèves et convulsives, suivies d'une inspiration sifflante et prolongée qu'on désigne sous le nom de reprise.

*Symptômes.* — La maladie débute par une bronchite accompagnée de crachats muqueux, filants, mousseux, puis apparaissent les quintes de toux. Chaque quinte est formée de plusieurs reprises, qui peuvent se succéder sans interruption notable pendant un laps de temps qui varie d'une minute à un quart d'heure, même une demi-heure. On en compte souvent vingt à trente par jour. — Elles sont plus fréquentes pendant la nuit ; les mouvements de déglutition la réveillent fréquemment pendant le repas.

Durant la quinte, l'aspect du malade est pénible à voir : ébranlé par ces convulsions expiratoires qui se succèdent sans lui laisser de répit, le petit malade ne peut ni respirer, ni parler ; sa toux est déchirante ; le visage se boursoufle et devient violacé, les yeux s'injectent.

Cela peut durer ainsi de 15 jours à 3 mois ; puis les crises s'espacent, l'expectoration devient plus filante, la toux cesse, la convalescence s'affirme. On observe quelquefois après un complet rétablissement et au bout de quelques semaines une véritable rechute. Elle est toujours moins intense. Elle n'est pas très rare en automne quand la première atteinte a eu lieu au printemps.

Les crises peuvent être accompagnées de convulsions générales : au milieu d'une quinte de toux, l'enfant est pris d'agitation, d'oppression, les convulsions apparaissent, mais bientôt l'assoupissement, et le plus souvent, après lui, le coma et la mort.

*Traitement.* — La thérapeutique est habituellement impuissante à abréger le cours de la maladie. On calmera les quintes de toux et on en diminuera le le nombre, en administrant du bromure de potassium. Dans le même but, chloral, infusion de café, sulfate de quinine à hautes doses ; inhalation de vapeurs phéniquées. Pendant l'accès, l'enfant devra être surveillé avec grand soin : on lui tiendra la tête penchée en avant pour favoriser l'expulsion des mucosités qui encombrent les bronches et l'arrière-gorge. Soutenir les aines pour éviter la production d'une hernie si facile à déterminer pendant les efforts de la toux. Les vomissements qui succèdent aux quintes rendent souvent l'alimentation très difficile. Pour parer à cet inconvénient, on fera prendre des repas fréquents et peu abondants ; on choisira de préférence le moment qui suit la quinte. Pendant la convalescence, toniques et changements d'air. On se rappellera que la coqueluche est contagieuse, qu'il faut, en conséquence, isoler les petits malades et ne pas les laisser approcher surtout par les enfants en bas âge, chez lesquels la maladie est assurément plus redoutable.

**Vers intestinaux.** — Les vers, ou helminthes que l'on rencontre dans le tube digestif peuvent être cylindriques, ou plats.

Vers cylindriques. — Ascaride lombricoïde. Ver blanc ou rougeâtre, atténué à ses extrémités, long de 15 à 20 centimètres. Surtout fréquents pendant la seconde enfance. Leur présence passe souvent inaperçue ; d'autres fois, elle donne lieu à des symptômes spéciaux dont aucun n'est constant et dont l'ensemble seul peut présenter quelque· valeur. Ce sont des coliques, des douleurs et du ballonnement du ventre, de la salivation, des vomissements, des selles diarrhéiques et sanguinolentes, des urines qui déposent ; en même temps, la face est bouffie, les paupières bleuâtres, les pupilles dilatées et inégales ; les narines sont le siège de picotements et de démangeaisons. Le signe unique qui permet d'affirmer leur existence est leur présence dans les selles. — On emploiera de préférence pour les expulser, la mousse de Corse, le semencontra et la santonine, le calomel et le camphre. .

Oxyure vermiculaire. — Ver de très petite taille, de 6 à 10 millimètres. Le siège habituel de ces vers est le rectum et l'anus, d'où ils peuvent se répandre, pareils à de petits fils blancs, sur les cuisses, et gagner les organes génitaux. La démangeaison qu'ils déterminent et qui augmente par la chaleur du lit est souvent la cause première d'habitudes d'onanisme chez les enfants. — On emploiera les lavements d'eau froide, ou salée, vinaigrée, sulfureuse, savonneuse ; vermifuges ordinaires, comme plus haut.

Vers plats. — Tœnia solium (ver solitaire), dû à l'ingestion de viande de porc atteint de ladrerie. Peut atteindre plusieurs mètres, et des fragments en sont ordinairement expulsés pendant une selle. Le vermifuge par excellence, dans ce cas, est : les fleurs de kousso, à la dose de 20 grammes, infusée dans

250 grammes d'eau ; 2 ou 3 heures après, 40 grammes d'huile de ricin. Précaution pratique qui a son importance, on recommandera au malade de rendre son ver dans son vase plein d'eau, afin d'en éviter la déchirure et d'en faciliter l'expulsion complète. — On peut employer aussi contre ce ver, la macération d'écorces de racines de grenadier, à la dose de 60 grammes ; l'émulsion de graines de citrouille (30 à 60 grammes), la térébenthine, la poudre et l'huile éthérée de fougère mâle.

# CHAPITRE XXII

# EMPOISONNEMENTS

L'étude des empoisonnements peut être divisée en trois groupes :

1° Empoisonnement dont les symptômes prédominants sont des troubles digestifs ;

2° Empoisonnement dont les symptômes prédominants sont des signes de dépression nerveuse ;

3° Empoisonnement dont les symptômes prédominants sont des signes d'excitation nerveuse.

## PREMIER GROUPE

### EMPOISONNEMENT A FORME GASTRO-INTESTINALE

Ce sont les plus nombreux : 2 variétés, les caustiques et les substances non caustiques.

**Substances caustiques.** — Acides en général (sulfurique, eau-forte, chlorhydrique etc. ; potasse, ammoniaque). Signes. — 1° Chaleur et douleur cuisante des lèvres, de la bouche, de la gorge ;

2° Inflammation violente de ces régions : tuméfaction des lèvres, de la langue ; rougeur luisante intense, cautérisation de la surface, d'où production d'une plaque gangréneuse superficielle, plus ou moins profonde, blanchâtre. — Toute la bouche peut être blanchie ;

3° Impossibilité de la mastication et de la déglutition, vu la douleur intense ;

4° Douleur abdominale vive au creux de l'estomac ; vomissements ;

5° Respiration rapide ; face pâle, anxieuse, yeux injectés, pouls petit, fréquent, irrégulier ; refroidissement.

*Traitement général.* — Si le caustique est un acide, neutraliser cet acide avec de la magnésie, de la craie, de l'eau de savon. Blancs d'œufs, tisane d'orge, régime lacté, repos absolu. — Si ce caustique est un alcalin (potasse, soude, ammoniaque), neutraliser avec un acide : vinaigre ou jus de citron. Pour la suite comme il vient d'être dit.

**Substances non caustiques.** — Signes. 1° Picotements et douleurs sur les lèvres, la langue et le pharynx ; soif ardente ; sensation de sécheresse dans la gorge ; difficulté d'avaler ;

2° Chaleur plus ou moins vive au creux de l'estomac ;

3° Nausées ; vomissements ;

4° Respiration douloureuse, faible, fréquente, courte ;

5° Refroidissement général.

*Traitement général.* — Si les vomissements sont intenses, ne pas donner de vomitifs. — Si les vomissements sont d'intensité moyenne ou légers, vomitifs ; soit de l'ipéca avec de l'eau tiède, soit une cuillerée à bouche de poudre de moutarde blanche diluée dans l'eau. — Garder la position couchée. Si le malade se refroidit : chaleur aux extrémités, boules d'eau chaude, serviettes chaudes, frictions, sinapismes, donner des stimulants, alcool, café, thé, champagne glacé, eau albumineuse, lait, glace.

Ces signes généraux et ce traitement général s'appliquent à toutes les substances suivantes. Nous y joignons seulement quelques faits spéciaux pour chacune d'elles.

*Aconit :* Surdité, troubles de la vue, absence de délire.

*Arsenic* (liqueur de Fowler) : vomissements verts ou noirs, coliques, crampes aux mollets, rétention d'urine : huile d'olive, bismuth, baryte.

*Cantharides :* Salivation ; diarrhée abondante et sanguinolente, envies incessantes d'uriner ; urines sanglantes : piqûres de morphine.

*Digitale :* Vomissements verdâtres, diarrhée avec coliques, délire, convulsions : café fort ; 2 grammes de tannin.

*Iode :* Vomissements jaunes et bleus, diarrhée, convulsions.

*Champignons :* Lait en quantité ; huile de ricin : 30 grammes.

*Nitrate d'argent :* Eau salée en quantité.

*Phosphore :* Vomissements lumineux dans l'obscurité, odeur alliacée de l'haleine, fièvre, délire, jaunisse essence de térébenthine, 2 grammes toutes les demi-heures.

*Plomb :* Calomel, sublimé, tabac, zinc.

## DEUXIÈME GROUPE

## EMPOISONNEMENTS AVEC SIGNES DE DÉPRESSION

Somnolence ; pâleur des extrémités ; refroidissement, sueurs abondantes ; respiration haletante ; insensibilité ; tête retombante sur la poitrine.

*Traitement général.* — Vomitifs ; air frais ; respiration artificielle ; inhalations d'oxygène ; frictions ; boules d'eau chaude ; sinapisation ; champagne.

Contre l'empoisonnement par l'aniline ; café.

Acide carbonique. Signes spéciaux : douleurs de tête, lividité de tout le corps, fièvre fréquente.

*Traitement.* — Lavements d'un demi-litre de café chaud et fort ; douches froides sur la tête et la poitrine, saignée. Chloral ; chloroforme ; ciguë ; acide cyanhydrique ; iodoforme ; morphine ; opium ; pétrole ; acide phénique ; térébenthine.

## TROISIÈME GROUPE
### EMPOISONNEMENTS AVEC SIGNES D'EXCITATION

Confusion de la pensée, inconscience ; étourdissements ; vertiges ; difficultés de se tenir debout ; démarche titubante ; délire ; bourdonnements d'oreilles ; face rouge ; yeux injectés ; sueurs ; refroidissements ; tremblements ; convulsions ; irrégularité de la respiration ; coma et mort.

*Traitement général.* — Vomitifs (ipéca, farine de moutarde blanche) ; sinapismes ; respiration artificielle boules d'eau chaude ; café fort et chaud ; éther ; ammoniaque.

Les substances toxiques de ce groupe sont : l'alcool ; belladone ; benzine ; camphre ; curare ; cyanure de potassium ; gaz d'éclairage ; cocaïne. Strychnine : intensité des convulsions ; yeux proéminents.

**Champignons.** — Il est absolument impossible de distinguer les champignons vénéneux des champignons comestibles, autrement que par une connaissance approfondie de la botanique ; chaque variété de champignons comestibles étant pour ainsi dire doublée d'une variété vénéneuse. Tous les autres moyens préconisés sont absolument inexacts et doivent être rejetés sans exception.

Plusieurs heures après l'ingestion, le malade est pris de lourdeur au creux de l'estomac, de malaise général, de nausées, de vomissements souvent violents, de déjections abondantes, glaireuses, sanguinolentes, accompagnées de douleurs atroces. Ballonnement du ventre ; excitation, ivresse, vertige ; tremblement, titubation, délire gai ou fougueux ; oppression allant jusqu'à la respiration haletante ; troubles de la vue ; puis pâleur de la face, sueurs froides, ralentissement du pouls, assoupissement entremêlé de crises délirantes, enfin, coma et mort.

*Traitement.* — Différents procédés ont été préconisés pour rendre comestible toute espèce de champignons. Citons : la cuisson, qui fait perdre la toxicité à certaines espèces ; un procédé infaillible, mais qui ôte aux champignons tout arome, c'est de mettre pendant trente à quarante minutes, les champignons coupés à tremper dans un litre d'eau, assaisonnée de trois cuillerées à bouche de vinaigre par 500 grammes de champignons.

*Traitement de l'empoisonnement.* — Expulser ce qui reste dans l'estomac. On a le choix entre les moyens mécaniques de provoquer les vomissements (doigt dans la gorge, tiraillement de la luette), l'ipéca et l'huile à brûler, à défaut d'autre chose. Que le vomitif ait produit ou non son effet, administrer 30 à 40 grammes d'huile de ricin. Ne jamais donner d'eau, ni de purgatifs salins, l'eau dissolvant les principes vénéneux des champignons, et facilitant, par conséquent, leur absorption. Combattre la douleur avec des potions calmantes à l'opium, et des lavements laudanisés. Café, vin, frictions sèches.

# CHAPITRE XXIII
# GÉNÉRALITÉS

Les pansements se font ordinairement avec de la ouate hydrophile, des bandes de toile ou de tarlatane et des substances antiseptiques.

Les plus usités sont le sublimé ou liqueur de Van Swieten, contenant 1 gramme de bichlorure de mercure par litre d'eau, l'acide phénique à la dose de 10 à 15 grammes d'acide phénique par litre d'eau ; l'acide boriqué en solution de 35 à 40 grammes par litre : l'iodoforme, le salol, la poudre de Lucas-Championnière, composé d'iodoforme, de poudre de quinquina, de benjoin et d'eucalyptol, l'aristol, etc., etc.

Lorsqu'on n'a pas sous la main de liquide antiseptique ou plutôt aseptique, il est toujours facile de s'en procurer en faisant bouillir de l'eau pendant dix minutes. On évite par là l'introduction de microbes dans la plaie que l'on a à soigner.

Un pansement ne doit pas être trop serré. La circulation s'établissant mal dans le membre ou la partie malade, la gangrène pourrait s'y mettre. Il ne doit pas être non plus trop lâche, car il n'assurerait pas le contact des substances antiseptiques avec la partie malade.

**Tisanes.** — Les tisanes ne sont plus d'un très grand usage dans la médecine moderne, à part quelques diurétiques, comme la tisane de queues de cerises, quelques sudorifiques, comme l'écorce de sureau ou les feuilles de sureau, qui est également diurétique.

On n'use plus beaucoup, de cette façon, des propriétés des plantes. On préfère les utiliser d'une manière plus méthodique, et aussi plus sûre.

**Cataplasmes.** — Il en est de même des cataplasmes.

Dans la plupart des cas, le cataplasme est inutile, quelquefois même nuisible. Le mieux est de ne jamais l'employer et de le remplacer par des compresses imbibées d'acide borique ou de sublimé.

**Purgatifs.** — Les purgatifs que l'on peut mettre à la disposition des malades sont en très grande quantité et ne produisent malheureusement pas tous les effets que l'on doit en attendre. Les plus usités sont :

L'huile de ricin à la dose de 30 à 40 grammes pour un adulte ;

Le sulfate de magnésie, 25 à 30 grammes ;

Le sulfate de soude, 25 à 30 grammes ;

L'eau-de-vie allemande, 20 à 25 grammes ;

La podophylle, 0 gr. 02.

La magnésie calcinée, à la dose de 2 cuillerées à bouche, le cascara sagrada en pilules, la poudre de rhubarbe (0,25), l'aloès, l'eau d'Hunyadi Janos, etc., etc.

Lorsque l'on veut un purgatif énergique, l'eau-de-vie allemande est indiquée. Lorsque, au contraire, on veut plutôt un laxatif qu'un purgatif, la podophylle, la magnésie réussissent bien.

**Lavements.** — Les lavements ne sont plus heureusement d'un usage bien fréquent. On en a cependant quelquefois besoin. Les principaux lavements sont : les lavements d'eau salée, au miel, à l'huile d'olive, de tabac dans les cas d'oxyures, de bouillons, de peptone et de vin dans les cas d'abcès de l'estomac ou de rétrécissement de l'œsophage.

# TABLE DES MATIÈRES

# INDEX ALPHABÉTIQUE

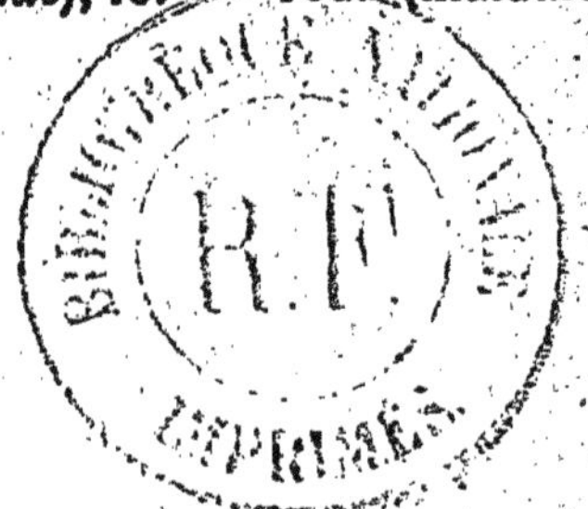



ÉVREUX, IMPRIMERIE DE CHARLES HÉRISSEY

3 7511 001775339 7